Askari

Die Gen-Diät

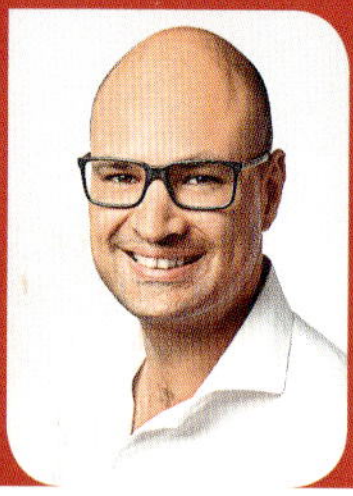

Dr. Hossein Askari studierte Biologie mit den Schwerpunkten Genetik und Biochemie an der Universität zu Köln. Neben dem Studium arbeitete er am Cologne Center for Genomics an der Analyse des menschlichen Erbguts mit (Genotypisierung, DNA-Sequenzierung, statistische Auswertung und Analyse humangenetischer Daten). Er promovierte auf dem Gebiet Entrepreneurship, speziell im Bereich der medizinischen Biotechnologie, an der Schumpeter School of Business and Economics und ist zurzeit als Dozent an der Hochschule Fresenius in Köln tätig. Askari gründete 2010 das Center of Genetic Analysis and Prognosis in Köln (CoGAP) und widmet sich seitdem der Entwicklung innovativer Analyseverfahren im Bereich individualisierter Medizin.

- www.cogap.de
- www.facebook.com/MetaCheck
- www.instagram.com/cogapmetacheck
- www.pinterest.de/cogapgmbh

Danksagung Die Entwicklung und Verbreitung des MetaChecks wäre ohne die Mitarbeit vieler begeisterter Menschen nicht möglich gewesen. Heute ist der MetaCheck in mehreren Tausend Arztpraxen, Apotheken, Ernährungsberatungsstellen und Fitness-Studios in Deutschland verfügbar. Ich danke allen beteiligten Personen und insbesondere meinen tollen Kolleginnen und Kollegen vom CoGAP-Team ganz herzlich.

Dr. Hossein Askari

Die Gen-Diät

Ihren Stoffwechsel-Typ erkennen
und endlich schlank werden

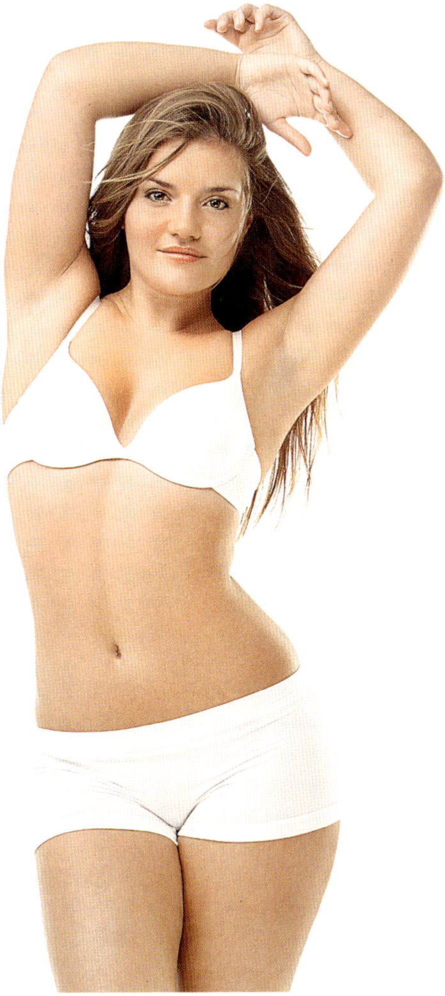

TRIAS

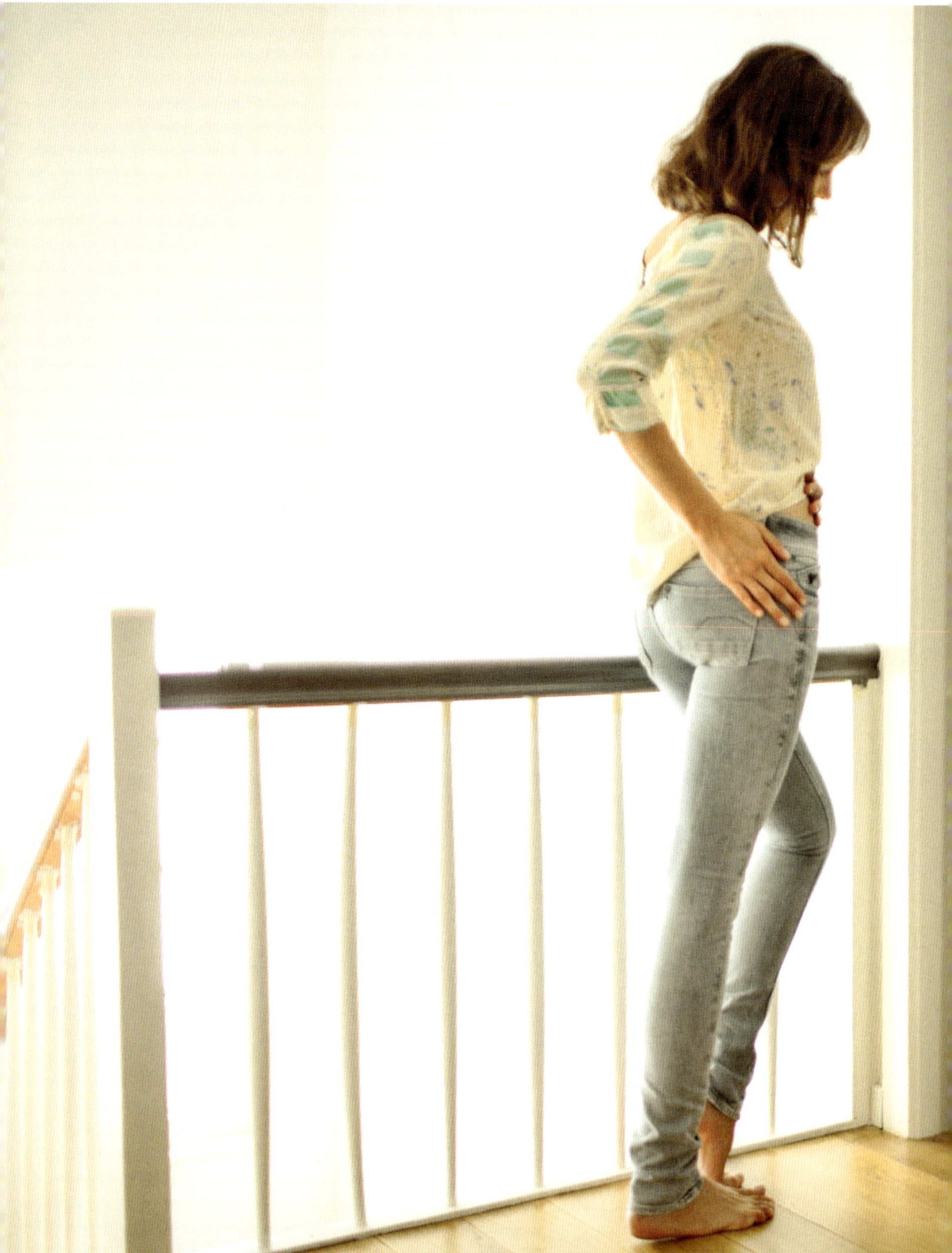

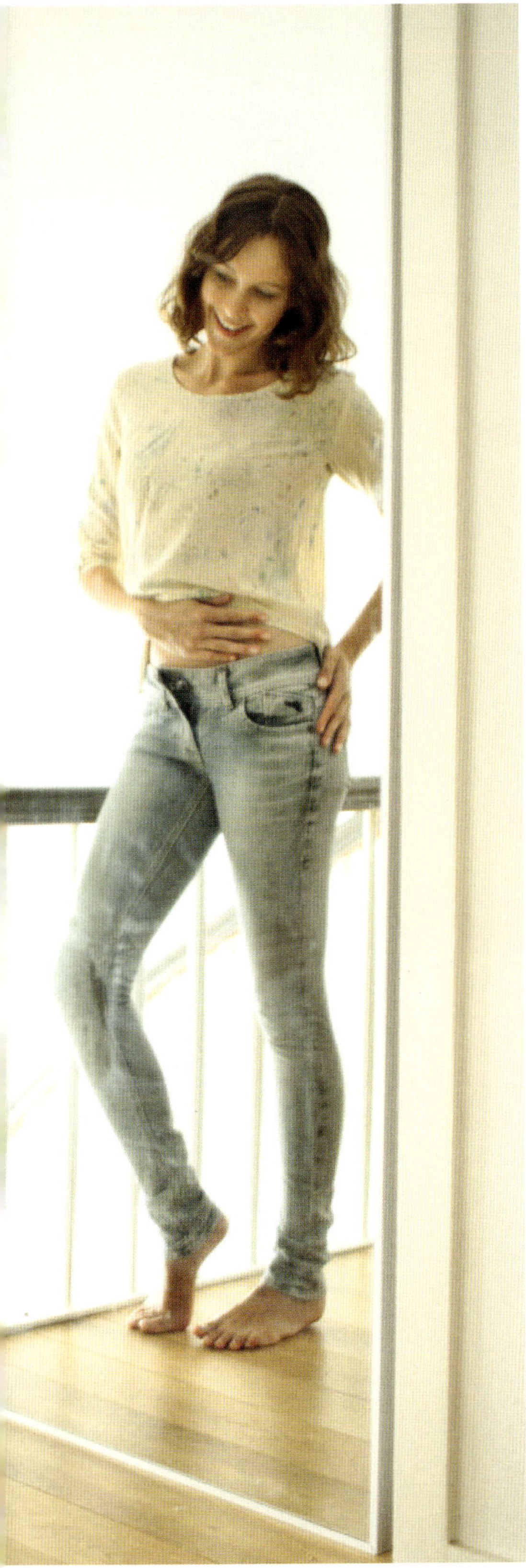

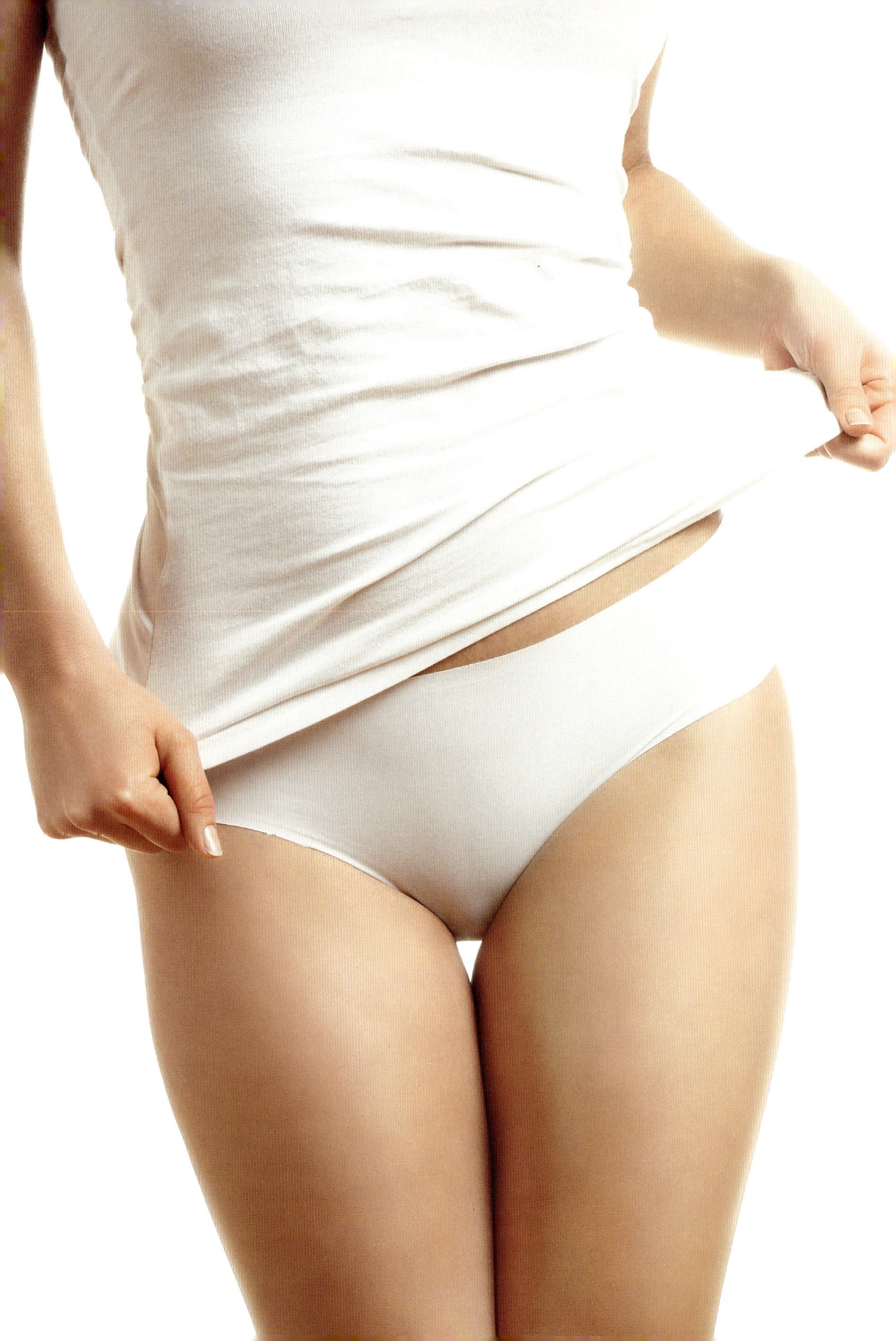

Zu diesem Buch

Wenn es für jeden Menschen so einfach wäre, sein Wunschgewicht zu erreichen, wie die ganzen Diäten behaupten, hätten Sie dieses Buch nicht in der Hand. Es gibt jede Menge Ernährungskonzepte, die alle für sich in Anspruch nehmen, super einfach beim Abnehmen zu helfen. Auffällig ist, dass jede Diät alle Menschen schlank machen will. Bei der einen darf man kaum Fett, bei der anderen dagegen jede Menge Fett essen. Genauso gibt es Diäten, die Proteine (Eiweiß) oder Kohlenhydrate verteufeln oder hochjubeln. Das macht stutzig. Da kann doch irgendetwas nicht stimmen!

Und da stimmt auch was nicht. Jede dieser Diäten, die besonders auf einen der Hauptenergieträger – Fett, Eiweiß oder Kohlenhydrate – setzt, kann tatsächlich beachtliche Abnehmerfolge bei einigen Menschen, die dann werbewirksam in Szene gesetzt werden, vorweisen. Aber keine dieser einseitigen Diäten funktioniert bei allen Menschen! Gesund und nachhaltig sind sie auch nicht: Wenn man Jahre später schaut, ist von den Anfangserfolgen meist nichts mehr zu sehen.

Es sind tatsächlich die drei Makronährstoffe, deren Anpassung beim Abnehmen helfen kann. Aber wem was hilft, ist von Mensch zu Mensch verschieden. Das erklärt, warum einige jeweils mit LowCarb oder HighCarb, LowFat oder HighFat usw. abnehmen können und andere nicht. Aber woher weiß ich, wie ich meine Pfunde endlich loswerde? Die Antwort darauf ist so simpel wie genial. Sie liegt in unseren Genen!

Unsere Gene bestimmen, welche Ernährung uns dick macht und welche nicht. Sie weisen den Weg zu einer individuell angepassten Diät, die uns tatsächlich dabei hilft, das Wunschgewicht zu erreichen und es dann auch langfristig zu behalten: die Gen-Diät MetaCheck. Bei diesem Ernährungskonzept werden die relevanten Stoffwechselgene mit der MetaCheck-Analyse bestimmt. Hierfür genügt ein Abstrich der Wangenschleimhaut. Die Analyse ergibt einen bestimmten Stoffwechseltyp – den Meta-Typ. Kennen Sie Ihren Meta-Typ, verschwinden alle Gewichtsfragezeichen im Diäten-Dschungel und die Türen für eine Ernährung, mit der Sie gesund und nachhaltig abnehmen, stehen Ihnen offen. Alles, was Sie dafür wissen müssen, lesen Sie in diesem Buch.

Ich wünsche Ihnen viel Erfolg und eine spannende Lektüre!

Dr. Hossein Askari — Köln im Herbst 2017

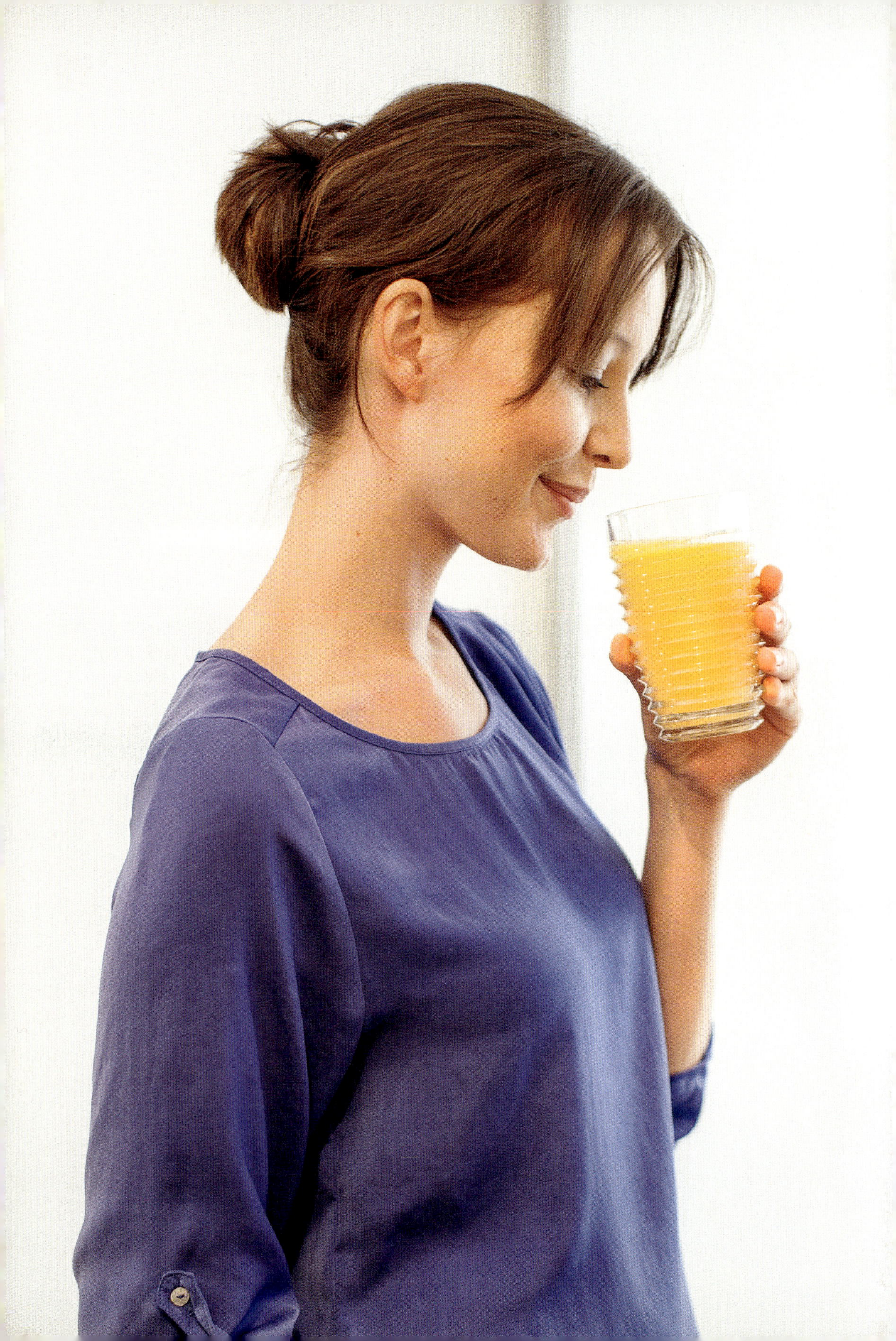

Endlich abnehmen!

Jeder Zweite kämpft mit Gewichtsproblemen. Sie sind also in guter Gesellschaft. Lassen Sie uns schauen, woran das liegt und welche Wege aus der Gewichtsfalle herausführen.

Wenn das Gewicht zur Last wird

Warum kämpfen so viele Menschen mit Übergewicht? Weshalb funktionieren Diäten häufig nicht? Wie schädlich ist Übergewicht? Wann ist man zu dick? Gewichtige Fragen ...

Eine Freundin schwärmt Ihnen von einer tollen Diät vor, mit der sie spielend abgenommen hat. Es ist tatsächlich unverkennbar, dass sie wesentlich schlanker geworden ist. Und weil sie sich gleich neue Klamotten gekauft hat, »die alten waren mir ja viel zu weit!«, sieht sie jetzt beneidenswert gut aus. Die Diät muss also funktionieren, Ihre Freundin ist der lebende Beweis – sie ist schlank geworden und auch geblieben. Deshalb wagen Sie auch noch einmal einen Versuch, obwohl Sie schon einiges unternommen haben und Ihr Gewicht langfristig dabei immer mehr nach oben als noch unten gegangen ist.

Sie probieren die »Wunder-Diät« Ihrer Freundin, haben sich ein entsprechendes Buch gekauft, alles genau so, wie es beschrieben wurde, durchgezogen, waren diszipliniert und haben sich keine Ausrutscher erlaubt – und dennoch blieb der durchschlagende Abnehmerfolg aus. Es fühlte sich nicht so an, als ob die Pfunde mühelos purzeln, sondern eher wie ein zähes Ringen. Sie sind frustriert und enttäuscht. Warum hat es nicht funktioniert? Lag es am Konzept, schließlich durfte man sich immer satt essen? Aber bei Ihrer Freundin hat es doch geklappt! Lag es an Ihnen? Können Sie vielleicht einfach nicht abnehmen und müssen sich Ihrem Schicksal fügen?

Mit diesen Fragen stehen Sie nicht allein da. Sehr viele Menschen versuchen vergeblich, ein bestimmtes Gewicht zu erreichen; und im Endeffekt nehmen sie mit jedem neuen Diätversuch eher noch mehr zu. Und weil das ein riesengroßes Problem ist, gibt es auch jede Menge Diät-Programme.

Viele Diäten versprechen schnelle Erfolge

Diese arbeiten mit extremer Kalorienreduktion und/oder sehr einseitiger Ernährung; meist nimmt man in der Diät-Zeit, die einem mehr oder minder harte Einschränkungen auferlegt, tatsächlich ab. Doch die

Erfolge bleiben einem nicht lange erhalten. Sobald das Alltagsleben und damit das normale Ess- und Trinkverhalten zurückkehrt, klettert auch die Anzeige der Waage wieder nach oben. Die mühsam errungenen Gewichtsverluste sind im Handumdrehen dahin. Hoppla hopp heften sich die überflüssigen Pfunde wieder an ihren ursprünglichen Platz und bringen gleich noch ein paar Freunde mit. Und obwohl dieser Jo-Jo-Effekt allseits bekannt ist, nimmt die Vielfalt an Diäten nicht ab. Täglich beginnen unzählige Menschen eine Diät, um je nach persönlicher Willensstärke nach zwei, drei oder weiteren Wochen wieder in die alten Muster zurückzufallen.

Die Basis jeder Diät ist natürlich, weniger Nahrungsenergie zuzuführen als man braucht, um den Körper zu zwingen, seine im Fettgewebe gespeicherten Energiereserven anzuknabbern. Dies wird als negative Energiebilanz bezeichnet. Wie dieses Ziel erreicht werden soll, unterscheidet sich allerdings von Diät zu Diät stark.

Warum Fasten nicht beim Abnehmen hilft

Am extremsten ist das Fasten; hierbei wird für eine Weile gar keine feste Nahrung mehr gegessen. Der Körper schaltet nach einer gewissen Anpassungszeit tatsächlich auf die Verwertung der gespeicherten Fette um und ernährt sich von seinen Reserven. Diese Stoffwechselumstellung auf den Fasten-Modus funktioniert prinzipiell bei jedem Menschen; es ist unser biologisches Erbe, dass wir mit Hungerzeiten – die in der Menschheitsgeschichte sehr häufig auftraten – zurechtkommen. Früher gab es auch noch nicht an jeder Ecke einen Supermarkt. Hat sich die Umstellung auf den Fasten-Modus vollzogen, hat man sogar auch keinen Hunger mehr. Prima, könnte man jetzt denken, dann faste ich einfach so lange, bis ich mein Idealgewicht habe, und dann esse ich wieder.

Wie Sie sich sicher schon gedacht haben, hat die Sache aber mehr als einen Haken. Das erste Problem: Ihr Stoffwechsel ist durch das Fasten in den Spar-Modus gegangen; will sagen, Ihr Körper kommt jetzt mit wesentlich weniger Nahrungsenergie aus als vorher. Wie ein Eichhörnchen, das Nüsse für den Winter sammelt, wird Ihr Körper jetzt jede Kalorie horten – also im Fettgewebe speichern. Für Menschen, die gut und gern essen, ist Fasten daher absolut ungeeignet zur Gewichtsreduktion. Das zweite Problem beim Fasten ist, dass die erforderliche Ernährungsumstellung – von viel zu reichlichen Mahlzeiten auf eher bescheidene Portionen – nicht eingeübt wird. Beim Fasten essen Sie gar nicht, die Gefahr, danach über kurz oder lang wieder richtig zuzuschlagen, ist extrem groß.

Bei Diäten, die mit extremer Kalorienrestriktion arbeiten, indem man beispielsweise nur ein Viertel der Energie, die man täglich verbraucht, über die Nahrung zu sich nimmt, ist der Abnehmerfolg während der Diät meist auch beachtlich. Es tritt jedoch danach häufig ein ähnlicher Effekt wie nach dem Fasten ein: Das Körpergewicht schnellt nach oben, wenn man nicht bei der kargen Kost bleibt. Das auf Dauer zu halten, ist unmöglich, und gesund ist es auch nicht.

Ernährung ist zu einer Glaubensfrage geworden

Doch auch wenn man gerade keine Diät macht, sondern sich »nur« gesund ernähren will, ist das Angebot an Ernährungsweisen ähnlich unübersichtlich wie der Diät-Dschungel. Die richtige Ernährung ist längst nicht mehr nur die Domäne weniger Diätassistenten oder Ernährungsberater, sondern eine Frage, die breit und auch sehr kontrovers in sämtlichen Medien dargestellt und diskutiert wird. Schauen wir uns einige der Trends einmal an.

Vegane Ernährung

Sich vegan zu ernähren, bedeutet zunächst einmal nur, keinerlei tierische Produkte zu verwenden, also sowohl auf Fleisch, Wurstwaren, alle Fischprodukte und auf Eier zu verzichten. Aber auch alles, was aus Milch hergestellt wird, ist tabu, sprich: Käse, Jogurt, Sahne, Quark usw. Weil die Milch eben auch ein tierisches Produkt der Kuh, der Ziege oder des Schafes ist. Viele Veganer verzichten auf diese Lebensmittel, weil sie keine Tiere essen und die Massentierhaltung nicht unterstützen wollen. Zur Eiweißversorgung dienen pflanzliche Quellen wie Sojabohnen und andere Hülsenfrüchte. Die Lebensmittelindustrie hat auf diesen Trend reagiert, indem sie jede Menge Fleisch- und Wurstersatzprodukte kreiert hat. Als Veganer kann man also statt Schweinschnitzel, Tofu- oder Seitanschnitzel essen. Um die Frage, ob vegane Ernährung besser oder gesünder ist, wird heftig gestritten. Zucker- und fetthaltiges Fast-Food ist jedenfalls auch vegan möglich. Vertreter einer vollwertigen, veganen Küche behaupten, damit würde man wie von selbst abnehmen und auch diverse Erkrankungen wie Rheuma oder Gicht erfolgreich behandeln können.

Steinzeit-Diät oder Paleo-Ernährung

Jede Menge Fleisch, Fisch und Eier kommen bei Menschen auf den Tisch, die sich wie unsere Vorfahren ernähren wollen. Steinzeit- oder Paleo-Ernährung (Seite 25) heißt der Trend, der das Frischkornmüsli und das Dinkelvollkornbrot der veganen Vollwertkost verpönt. Das sei grundfalsch, so Paleo-Experten, der Mensch sei nicht zum Getreideverzehr gemacht. Als Pflanzenkost werden nur Gemüse, Salate, etwas Obst und Nüsse akzeptiert, also nur die Nahrungsmittel, die es auch schon gab, als unsere Vorfahren mit Fell um die Hüfte durch Wald und Wiese streiften. Die große Palette der Getreideerzeugnisse – angefangen von Brot, Toast, Brötchen über Kuchen, Torten und Kekse – kommen bei der Steinzeit-Ernährung nicht auf den Teller. Auch alles, was aus Milch hergestellt wird, ist bei dieser Ernährungsform ein No-Go. Grund: In der Steinzeit gab es keine Milchviehhaltung und Milchprodukte seien für den Menschen unverträglich. Die vielen Betroffenen mit Laktoseintoleranz sprächen eine deutliche Sprache. Interessant ist, dass auch die Steinzeit-Ernährung – bei der in weiten Teilen genau das gegessen wird, was bei Veganern verboten ist – für sich in Anspruch nimmt,

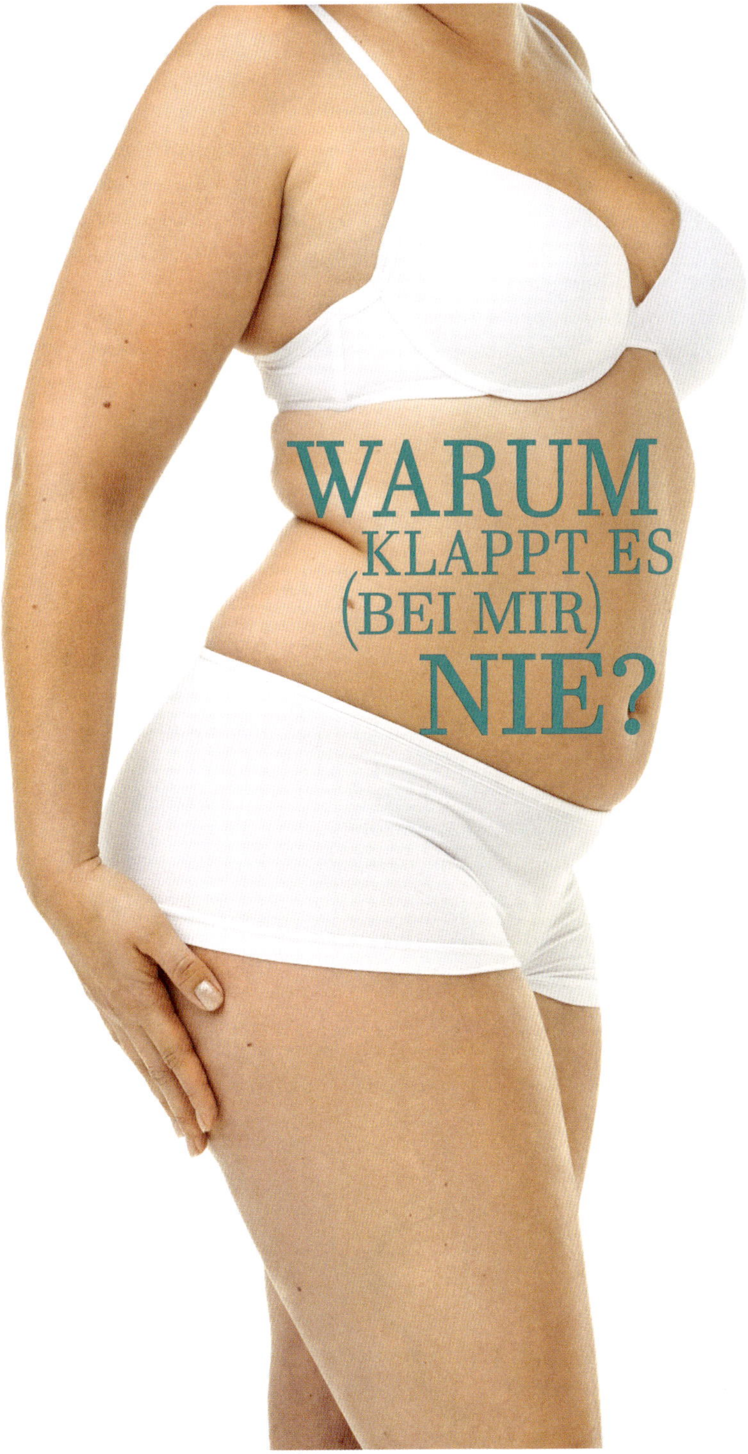

WARUM KLAPPT ES (BEI MIR) NIE?

entzündliche Erkrankungen zu bekämpfen und für eine schlanke Linie zu sorgen.

Weitere Ernährungstrends sind:

Clean Eating: Hierbei kommen nur frische und unverarbeitete Lebensmittel, die selbst zubereitet werden, in den Topf. Alle industriellen Nahrungsmittel – ein Großteil dessen, was es im Supermarkt zu kaufen gibt – und Fast-Food jeglicher Couleur sind für Clean Eater ungeeignet.

Instant-Food: Natürlich gibt es auf den Gegentrend zum Clean Eating: Die Ernährung aus der Tüte, bei der man sich morgens, mittags und abends nur ein Pulver mit Wasser anrühren muss. Der Fix-und-fertig-Drink enthält alle Nährstoffe, die der menschliche Körper braucht, so heißt es – was soll man sich da lange mit Gemüseschnippeln und -kochen aufhalten, wenn es doch auch viel einfacher geht.

Intervall-Fasten: In Zeiten des Nahrungsüberflusses und -überangebots von Snacks und Fast-Food an jeder Ecke seien bewusste Zeiten der Nahrungskarenz wichtiger denn je, lautet das Postulat für Intervall-Fasten. Dahinter verbergen sich unterschiedliche Ansätze, denen allen gemein ist, dass man regelmäßig einzelne Mahlzeiten (z. B. Dinner-Cancelling) ausfallen lässt oder auch tageweise fastet (z. B. einmal pro Woche).

Alle vorgestellten Ernährungskonzepte behaupten, gesund zu sein und Übergewicht zu vermeiden. Da stellt sich dann die berechtigte Frage, warum es so viele Übergewichtige gibt. Und – was ist überhaupt Übergewicht? Wer bestimmt, ob und wann ich zu dick bin?

Bin ich zu dick?

Die Vorstellung darüber, wie füllig oder schlank ein Mensch sein sollte, um dem Ideal zu entsprechen, hat sich im Laufe der Menschheitsgeschichte immer wieder gewandelt. Auch in der heutigen Zeit ist es

Warum Diäten langfristig oft nichts bringen

Das Problem, dass einige Menschen trotz Diät-Plänen von Experten auf lange Sicht kaum an Gewicht verlieren, wurde sogar wissenschaftlich untersucht. Die Studie von Shai und Kollegen testete mehrere Diätarten über einen Zeitraum von zwei Jahren. In der Anfangsphase war bei allen Diätarten ein Gewichtsverlust zu erkennen. Mit der Zeit stieg das Gewicht aller Probanden jedoch wieder und näherte sich erneut dem Ursprungsgewicht an. Insgesamt konnten die Studienteilnehmer, unabhängig von der Diätart, ihr Gewicht lediglich um 2–4 kg in zwei Jahren reduzieren.
Im Anschluss wollten die Forscher herausfinden, wie lange die Probanden ihr neues Gewicht halten konnten. Dazu wurden die Studienteilnehmer nach weiteren vier Jahren erneut untersucht. Es zeigte sich, dass nach insgesamt sechs Jahren Diät nur noch ein sehr geringer Gewichtsverlust von 0,5–3 kg bei den Probanden erkennbar war. Je länger also die Diät untersucht wurde, umso geringer war der Abnehmerfolg.

längst nicht so, dass in allen Gesellschaften und Kulturen »super-schlank« als gängiges Schönheitsideal gilt, auch wenn es sich in den westlichen Industrienationen so anfühlt, als ob Modelmaße als unbedingt erstrebenswert anerkannt wären. Eklatant ist auch der Unterschied zwischen dem vermeintlichen Idealgewicht und dem tatsächlichen Körpergewicht der Bevölkerungsmehrheit. Wenn man Laufstegschönheiten als Maß aller Dinge sieht, sind fast alle »normalen« Menschen zu dick. Tatsächlich fühlen sich auch – vor allem Frauen – häufig zu dick, obwohl sie aus medizinischer Sicht eigentlich normalgewichtig sind. Auf der anderen Seite gibt es auch den Trend, dass Menschen, bei denen die Waage fast verzweifelt, sich dennoch als »fröhliche Dicke« definieren, die nun einmal gern essen und/oder eben genetisch bedingt einfach schnell ansetzen. Ernsthaft abzunehmen kommt für diese Menschen gar nicht infrage, auch wenn es aus ärztlicher Sicht dringend geraten wäre.

Was besagt der BMI?

Einen guten Anhaltspunkt, um das Körpergewicht etwas objektiver zu beurteilen, bietet die Einteilung der Weltgesundheitsorganisation (WHO). Dazu wird der sogenannte »Body-Mass-Index« (BMI) herangezogen: Er ergibt sich aus dem Quotienten aus Gewicht und Körpergröße zum Quadrat (kg/m^2).

BMI = Körpergewicht (kg)/Körpergröße (m^2)

- Angenommen Sie sind 1,70 m groß und wiegen 70 kg, dann hätten Sie einen BMI von 24,2 kg/m^2, wären also normalgewichtig.
- Würden Sie bei einer Größe von 1,70 m dagegen 80 kg wiegen, dann entspräche das einem BMI von 27,7 kg/m^2, der in die Kategorie Übergewicht fällt.
- Bei 90 kg und einer Körpergröße von 1,70 beträgt der BMI 31,1 kg/m^2, was gemäß WHO-Einteilung der Kategorie Adipositas bzw. krankhaftes Übergewicht entspricht.

Diese Einteilung ist weitgehend akzeptiert und Ärzte oder Ernährungsberater orientieren sich daran.

WHO-Gewichtseinteilung bei Erwachsenen anhand des BMI

Kategorie	BMI [kg/m^2]
Untergewicht	$< 18{,}5$
Normalgewicht	18,5 – 24,9
Übergewicht	$\geq 25{,}0$
Adipositas	$\geq 30{,}0$

Allerdings wird das Normalgewicht auch noch in Beziehung zum Alter gesetzt. Verschiedene Studien hatten nämlich gezeigt, dass der BMI mit dem Alter ansteigt. Daher ist eine altersabhängige Einteilung der BMI-Idealwerte sinnvoll, wie sie vom National Research Council im Jahr 1989 veröffentlicht wurde. Laut dieser altersabhängigen Einteilung gelten junge Erwachsene mit einem BMI von 25 kg/m^2 bereits als übergewichtig, während ab einem Alter von 25 Jahren und älter ein BMI von 25 kg/m^2 im Bereich des Normalgewichts liegt. Wenn Sie in jungen Jahren normalgewichtig sind und im Laufe des Lebens nur wenig zunehmen, bleiben Sie dennoch im normalgewichtigen Bereich, weil das »zulässige Gewicht« mit dem Alter steigt.

Altersabhängige Einteilung des idealen BMI (gemäß US National Research Council)

Alter (Jahre)	BMI-Idealwert (kg/m²)
19–24	19–24
25–34	20–25
35–44	21–26
45–54	22–27
55–64	23–28
› 64	24–29

Der BMI ist ein brauchbarer Anhaltspunkt für Unter-, Normal- oder Übergewicht, allerdings reicht der BMI allein zur Beurteilung des Körpergewichts nicht aus. Denn es ist natürlich ein großer Unterschied, ob es in erster Linie Muskelpakete oder überwiegend Speckröllchen sind, die zum Plus an Körpergewicht beitragen. Daher wird zur Beurteilung des Körpergewichts heutzutage neben dem Geschlecht auch die Körperzusammensetzung mit einbezogen. Dabei unterscheidet man die Komponenten: Fettmasse, Muskelmasse, extrazelluläres Wasser und Knochenmasse.

Wie hoch ist der Anteil an Körperfett?

Wie der BMI steigt auch der ideale Fettanteil mit zunehmendem Alter an. Die Normwerte für den Fettanteil hängen dabei von Alter, Geschlecht und Körperbau ab. Frauen haben im Allgemeinen einen höheren Körperfettanteil als Männer. Beispielsweise weisen 20-jährige Männer im Durchschnitt einen Körperfettanteil von 18 %, junge Frauen einen Anteil von 25 % auf.

Die Körperzusammensetzung unterscheidet sich nicht nur zwischen den Geschlechtern, sondern auch von Mensch zu Mensch. Bei gleichem Gewicht und gleicher Körpergröße können daher ein muskulöser Athlet (z. B. ein Bodybuilder) ohne große Fettspeicher und eine eher unsportliche Person mit einem hohen Fettanteil denselben BMI aufweisen.

Körperfett bestimmen

Der Körperfettanteil lässt sich mit der sogenannten bioelektrischen Impedanzanalyse (BIA) bestimmen. Diese Messmethode macht sich die Tatsache zunutze, dass Körpergewebe mit einem hohen Wassergehalt (wie Muskeln, Blutgefäße, Knochen) elektrischen Strom sehr gut leitet, während Fett keine Leitfähigkeit hat. Bei der Bestimmung wird ein ganz schwacher – gar nicht spürbarer – Strom durch den Körper geschickt und der elektrische Widerstand gemessen, womit der Körperfettanteil berechnet wird. Um abzuschätzen, wie viel Fett man tatsächlich mit sich herumträgt, reichen herkömmliche Körperwaagen mit dieser Zusatzfunktion gewöhnlich aus. Eine genauere und ausführlichere Analyse kann mit professionellen Geräten in Arztpraxen oder medizinischen Fitnessstudios durchgeführt werden.

Das Taillen-Hüft-Verhältnis

Aber auch ohne Bioimpedanzanalyse gibt es eine einfache Methode, um den Fettgehalt, und hier insbesondere das als ungünstig geltende Bauchfett, abzuschätzen. Dazu können Sie Ihr Taillen-Hüft-Verhältnis ermitteln. Sie brauchen nur ein Maßband, das Sie sich einmal um Taille und einmal um die Hüften schlingen, und die jeweiligen Werte abzulesen.

Taillen-Hüft-Verhältnis = Umfang Taille (in cm)/Umfang Hüfte (in cm)

Bei einem Taillen-Hüft-Verhältnis über 1,0 bei Männern und über 0,85 bei Frauen spricht man von einer »androiden Fettverteilung«. Diese Form der Fettverteilung wird auch »Apfeltyp« genannt und kennzeichnet sich durch eine Fettansammlung im Bereich des Bauches. Liegen die Werte unter 1,0 bzw. 0,85 spricht man vom sogenannten »Birnentyp«. Dieser weist vor allem eine Fetteinlagerung im Bereich der Hüften und der Oberschenkel auf. Diese Form der Fettverteilung wird »gynoide Fettverteilung« genannt. Im Allgemeinen weist eine androide Fettverteilung ein erhöhtes Risiko für die Entstehung von Diabetes und Herz-Kreislauf-Erkrankungen auf. Dieses Risiko ist für den Birnentyp vergleichsweise gering.

Zellulär gesehen entsprechen Übergewicht und Adipositas einer Zunahme der Fettspeicher und damit des Fettgewebes. Diese Körperfettzunahme ist eine Folge der Vergrößerung der Fettzellen oder eine Kombination aus Vergrößerung und Vermehrung der Fettzellenzahl.

Um zu beurteilen, ob Sie sich nur subjektiv zu dick fühlen oder ob es sich tatsächlich um Übergewicht oder Adipositas handelt, bestimmen Sie am besten Ihren BMI und schauen dann in den Tabellen (Seite 15 und 16) nach. Die Körperzusammensetzung, und hier insbesondere den Körper-

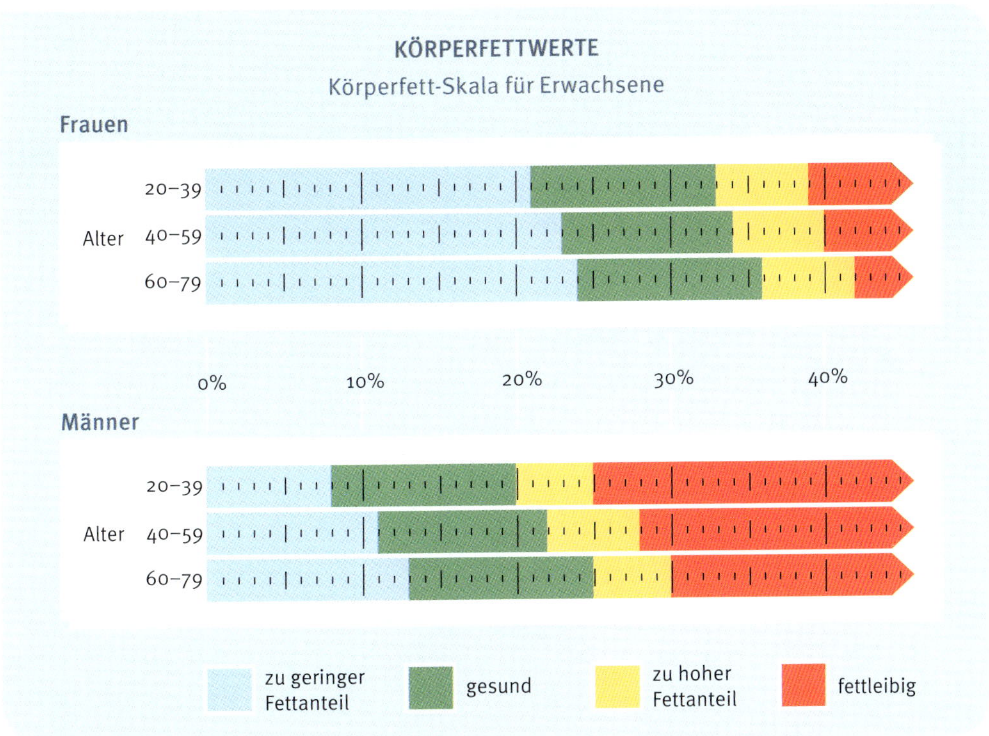

Frauen haben mehr Körperfett als Männer und ältere Menschen mehr als jüngere.

fettanteil, können Sie entweder mit einer entsprechenden Bioimpedanzwaage bestimmen bzw. das Fettverteilungsmuster mit dem Taillen-Hüft-Verhältnis. Ausgeprägtes Bauchfett gilt auch dann als gesundheitsschädlich, wenn kein starkes Übergewicht vorliegt.

Wie entsteht Übergewicht?

Die Entstehung von Übergewicht wird von vielen verschiedenen Faktoren beeinflusst und zählt zu einem der komplexesten Phänomene in der Medizin. Um das vielschichtige Geschehen von Übergewicht und Adipositas deutlich zu machen, haben Forscher der Justus-Liebig-Universität Gießen ein Ursache-Wirkungs-Modell entwickelt, das die vielen Einflüsse auf Übergewicht und Adipositas sowie deren Auswirkungen darstellt. In diesem Modell gibt es extrem viele Einflüsse, die untereinander stark vernetzt sind, sich also gegenseitig beeinflussen. Die Forscher haben dabei zwischen direkten und indirekten Faktoren unterschieden. Das Ernährungsverhalten beispielsweise zählt zu den indirekten Einflüssen, denn es bestimmt u. a., welche Nahrungsmittel ausgewählt werden und damit auch das Essverhalten eines Menschen. Isst eine Person aufgrund von Stress übermäßig viel oder nascht sie häufig, kann dies ebenfalls die Bildung von Übergewicht begünstigen. Auch das Maß der körperlichen Aktivität zählt zu den indi-

Es gibt nur zwei Stellschrauben, die direkten Einfluss auf Übergewicht haben: die Energiebilanz und die biologischen Faktoren, wie unsere Gene.

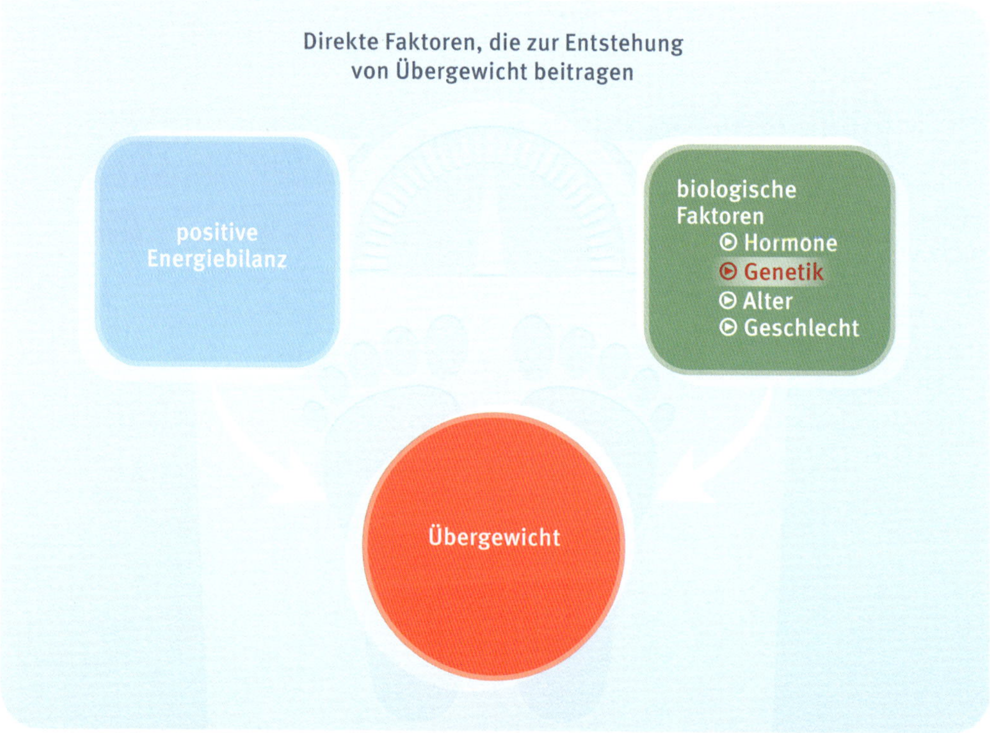
Direkte Faktoren, die zur Entstehung von Übergewicht beitragen
positive Energiebilanz
biologische Faktoren
Hormone
Genetik
Alter
Geschlecht
Übergewicht

Mehr als die Hälfte der Deutschen ist zu dick

In Deutschland hat sich die Anzahl der Übergewichtigen in den letzten Jahren auf dem bislang höchsten Niveau eingependelt. Der Anteil der Menschen mit Adipositas nimmt noch weiter zu. Die »Studie zur Gesundheit Erwachsener in Deutschland« (DEGS) des Robert-Koch-Instituts zeigt, dass in Deutschland derzeit 53 % der Frauen und 67 % der Männer übergewichtig sind. 24 % der Frauen und 23 % der Männer sind sogar adipös – also krankhaft übergewichtig. Besonders besorgniserregend ist, dass auch unter Kindern und Jugendlichen die Anzahl Übergewichtiger immer weiter zunimmt. Zurzeit sind 15 % der 3- bis 17-Jährigen übergewichtig und 6 % leiden an Adipositas. Übergewicht und Adipositas im Kindes- und Jugendalter setzt sich häufig auch im Erwachsenenalter fort.

rekten Einflussfaktoren für die Entstehung von Übergewicht. Bewegungsmangel in der Freizeit und das Vermeiden sportlicher Betätigung kann zu einer positiven Energiebilanz führen, bei der mehr Energie aufgenommen wird, als der Körper verbraucht. Diese begünstigt damit die Entstehung von Übergewicht. Auch Schlafmangel begünstigt Übergewicht und führt dazu, dass man sich tagsüber nicht fit fühlt und abends öfter nascht.

In dem Modell gibt es jedoch lediglich zwei Faktoren, die die Entstehung von Übergewicht und Adipositas direkt beeinflussen:

- die Energiebilanz, also die Differenz zwischen Energiezufuhr und Energiebedarf, und
- biologische Faktoren, zu denen das Alter, Geschlecht, andere Faktoren wie Hormone und insbesondere die genetische Veranlagung zählen.

Alle anderen Faktoren, wie die bereits beschriebenen Lebensstilfaktoren, beeinflussen die Entstehung von Übergewicht und Adipositas lediglich indirekt über diese zwei Faktoren.

Diese zwei direkten Stellschrauben – Energiebilanz und biologische Faktoren – werden wir uns im Verlauf des Buches noch näher ansehen.

Warum Sport allein nicht ausreicht

Was ist der Schlüssel zum erfolgreichen Abnehmen? Viele würden nun antworten: »vor allem mehr Bewegung.« Neueste Studien zeigen jedoch, dass regelmäßige sportliche Betätigung zwar gesund und auf jeden Fall empfehlenswert ist, weil sie diversen Erkrankungen vorbeugt, jedoch allein nicht ausreicht, um abzunehmen, solange nicht auch das Ernährungsverhalten umgestellt wird. Die Vorstellung, man könne sich mit einer abendlichen Joggingrunde die »Sünden« des Tages locker abarbeiten, stimmt leider nicht. Sie müssten allein für eine Tafel Schokolade eine Stunde Joggen. Ein weiteres »Problem« beim Sporttreiben ist, dass anstrengende Bewegung nicht nur den Kreislauf, sondern auch den Appetit ankurbelt. Wenn Sie sich richtig auspowern, folgt der Heißhunger auf dem Fuße. Das soll jetzt nicht heißen, lieber gar keinen Sport zu machen. Um gesund zu bleiben bzw. zu werden, ist ausreichende Bewegung sehr wichtig und unverzichtbar! Doch um Ihre überflüssigen Pfunde zu verlieren, ist die für Sie passende Ernährung der Schlüssel zum Erfolg.

Halten wir fest: Zu einer erfolgreichen Gewichtsreduktion gehört neben regelmäßiger und moderater körperlicher Bewegung immer eine für Sie passende Ernährungsumstellung.

Die Anti-Gewichtsverlust-Mechanismen

Wer sein Bewegungs- und Ernährungsverhalten jedoch nur kurzfristig verändert und schnell wieder in alte Verhaltensmuster zurückfällt, wird sein Wunschgewicht nicht langfristig halten können. Denn evolutionär bedingt hat unser Körper das Ziel, möglichst viel Energie aufzunehmen und im Fettgewebe für Zeiten des Nahrungsmangels zu speichern. Auf dieses biologische Erbe werde ich im nächsten Kapitel (Seite 24) noch ausführlicher eingehen.

Befindet er sich also in einer Hungerperiode, wie etwa während einer extremen Diät, reagiert unser Körper laut aktuellen Studien darauf mit vielen verschiedenen biologischen Anpassungen, die dem Gewichtsverlust entgegenwirken sollen. Der Körper verfolgt nur noch ein Ziel, nämlich unmittelbar nach dem Abnehmen mit aller Kraft das alte Höchstgewicht wieder zu erreichen. Diese Anpassungsmechanismen werden von Forschern auch als »anti-weight loss-mechanisms« bzw. »Anti-Gewichtsverlust-Mechanismen« bezeichnet. Im Folgenden werde ich Ihnen ein paar davon vorstellen.

Hungerzeiten drosseln den Grundumsatz

Die wohl bekannteste dieser Anpassungen ist die durch starke Einschränkung der Energieaufnahme hervorgerufene Verminderung des Grundumsatzes (Seite 58). Dieses Phänomen wird im Volksmund auch als »Hungerstoffwechsel« bezeichnet und tritt bei extremen Diäten auf. Dabei findet eine gravierende »metabolische Anpassung« im Körper statt. Das heißt, Ihr Körper kommt mit einer viel geringeren Nahrungsmenge als vorher aus. Er geht in einen Sparmodus über. Ein Großteil der aufgenommenen Energien wird nicht genutzt, sondern direkt im Körper gespeichert. Darunter leidet die Leistungsfähigkeit und man fühlt sich ständig müde. Vor allem bei adipösen Personen führt dieser dauerhaft niedrigere Energiebedarf häufig bei normalem Essverhalten zu einer erneuten Gewichtszunahme, meist über das ursprüngliche Gewicht vor der Diät hinaus.

Zusätzlich zu den Veränderungen des Grundumsatzes leiden besonders langjährig stark übergewichtige bzw. adipöse Menschen unter weiteren deutlichen, dauerhaften Veränderungen und Anpassungen, die den langfristigen Abnehmerfolg erschweren können. Ehemals übergewichtige Menschen unterscheiden sich daher biologisch stark von Personen desselben Alters, Gewichts und Geschlechts, die noch nie übergewichtig waren. Adipöse Menschen – auch solche, die ihr Gewicht bereits erfolgreich reduzieren konnten – besitzen im Vergleich zu Normalgewichtigen auch mehr Fettzellen.

Erhöhte Anzahl an Fettzellen

Bei übermäßigem Energiekonsum vergrößern sich zunächst die vorhandenen Fettzellen. Haben die Fettzellen ihre maximale

Kapazität von 0,6 bis 0,7 µg Fett pro Zelle erreicht, kommt es zu einer vermehrten Bildung neuer Fettzellen, das heißt, die Zahl der Fettzellen steigt. Bei einer Gewichtsreduktion wird das zuvor in den Zellen gespeicherte Fett zunächst wieder abgebaut, was zu einer Verkleinerung der Zellen und einem damit verbundenen Gewichtsverlust führt. Die Anzahl der Fettzellen im Körper bleibt dagegen erst einmal unverändert. Da leere Fettzellen noch jahrelang erhalten bleiben können, bevor sie endgültig verschwinden, können sie sich bei erneuter gesteigerter Nahrungsaufnahme rasch wieder auffüllen und zu einer erneuten Gewichtszunahme führen. Einfach ausgedrückt, hat der Körper mit vielen leeren, hungrigen Fettzellen mehr Potenzial und gute Voraussetzungen, bei einer normalen Nahrungsaufnahme direkt wieder zuzunehmen.

Hormonelle Strategien der Fettzellen

In den letzten Jahren wurde bekannt, dass Fettgewebe nicht nur ein Energiespeicher, mechanischer Schutz und Wärmeisolator ist, sondern auch ein stoffwechselaktives endokrines (hormonausschüttendes) Organ. Fettgewebe wird sogar als das größte endokrine Organ unseres Körpers bezeichnet. Fettzellen können verschiedenste Botenstoffe produzieren, darunter auch entzündungsfördernde Stoffe, die die Entstehung von Krankheiten fördern. So kann man ab einer bestimmten Menge an Fettgewebe sogar von einem pathogenen, also krankmachendem Organ sprechen.

Ergebnisse aktueller Studien zeigen, dass ehemals adipöse Menschen höhere Insulinkonzentrationen in ihren durch Fettabbau verkleinerten Fettzellen aufweisen. Dies führt in den Zellen zu einer Hemmung des Fettabbaus und gleichzeitiger Förderung der erneuten Fetteinlagerung. Fettzellen haben also das Bestreben, möglichst wohl gefüllt zu sein.

Eine Größenreduktion der Fettzellen ist bei ehemals Adipösen zudem mit geringeren Spiegeln des Sättigungshormons Leptin im Blut verbunden. Da Leptin das Auftreten von Hungergefühlen hemmt, führt eine geringe Leptinkonzentration zu vermehrtem Hunger. Eine weitere Strategie der Fettzellen, zur gesteigerten Nahrungsaufnahme zu verleiten.

Zusammengefasst kann man sagen, dass diese Anti-Gewichtsverlust-Mechanismen darauf abzielen, das höchste bisher erreichte Körpergewicht zu erhalten oder sogar noch weiter zu erhöhen. Aus heutiger Sicht und für Menschen, die abnehmen möchten, sind diese Mechanismen natürlich unsinnig und kontraproduktiv. Doch aus evolutionärer Perspektive waren sie ein echter Gewinn, wie ich im Kapitel »Sind die Gene schuld?« (Seite 24) erläutern werde.

Die Anti-Gewichtsverlust-Mechanismen erklären die hohe Rate an erneuten Gewichtszunahmen nach Diäten (Jo-Jo-Effekt), die auch in zahlreichen Langzeitstudien beobachtet wurde. Radikale und zeitlich begrenzte Diäten sind daher für eine nachhaltige Gewichtsreduktion ungeeignet und kontraproduktiv. Pauschale Empfehlungen zu mehr körperlicher Bewegung und zur Auswahl von Lebensmitteln mit einer geringen Energiedichte bzw. einem niedrigen Kaloriengehalt sind deshalb auch nicht hilfreich. Für ein nachhaltiges und erfolgreiches Abnehmen sollte daher nicht nur die Gewichtsreduktion im Vordergrund stehen, sondern es sollten auch Faktoren berücksichtigt werden, die zur erneuten Entstehung von Übergewicht führen.

Wie schädlich ist Übergewicht?

Ganz unabhängig von der Frage, wie störend man persönlich das Übergewicht findet und wie klein oder groß die gesellschaftliche Akzeptanz ist, stellt es – vor allem, wenn es ausgeprägt ist – auch ein nicht zu unterschätzendes Gesundheitsrisiko dar.

Eine im wahrsten Sinne gewichtige Rolle spielen dabei die Fettzellen, die wir uns gerade etwas näher angeschaut hatten. Fettzellen speichern nicht nur Fett, sondern überhäufen unseren Körper auch mit Hormonen und entzündungsfördernden Stoffen, was zur Entstehung von Krankheiten wie Krebs beitragen kann. Das Fettgewebe als größtes endokrines Organ schüttet bei übergewichtigen und adipösen Menschen beispielsweise den entzündungsfördernden Botenstoff »Tumornekrosefaktor-α« (TNF-α) aus. TNF-α wirkt als krankmachender (pathogener) Faktor und kann im Körper zu Insulinresistenz, Bluthochdruck und Arterienverkalkung (Arteriosklerose) führen.

Diese Eigenschaft des Fettgewebes erklärt, warum Übergewicht und Adipositas häufig zu schwerwiegenden Begleit- und Folgeerkrankungen führen, die wiederum weitere Nebenerkrankungen bedingen können. Als Konsequenz dieses erhöhten Erkrankungsrisikos kann man ab einem BMI von 27 kg/m^2 sogar von einer verringerten Lebenserwartung sprechen.

Neben einem erhöhten Risiko, an Diabetes zu erkranken, können Übergewicht und Adipositas zu Störungen oder Erkrankungen des Herz-Kreislauf-Systems führen. Eine besondere Rolle spielt dabei die schon genannte Arterienverkalkung (Arteriosklerose) – die Hauptursache für Herz-Kreislauf-Erkrankungen wie Herzinfarkt und Schlaganfall. Viele Studien zeigen aber auch, dass bereits eine Gewichtsreduktion von 5 bis 10 % zu wesentlichen Verbesserungen bei den Folgeerkrankungen und der Lebensqualität führen kann. Was natürlich eine gute Nachricht ist.

Durch Übergewicht sinkt die Lebenserwartung enorm

Dass Übergewicht und Adipositas das Risiko für Krankheiten wie Bluthochdruck, Diabetes, Arteriosklerose und koronare Herzkrankheiten erheblich erhöht, ist schon länger wissenschaftlich nachgewiesen. In der bis dato größten und umfangreichsten medizinischen Studie eines internationalen Forschungsprojektes wurde nun eindeutig belegt, dass Übergewicht ebenfalls zu einer starken Verkürzung der Lebenserwartung führt.

Für diese Studie werteten die Forscher Daten von über 4 Millionen Patienten in 189 Ländern aus Europa, Asien, Australien, Neuseeland und den USA aus. Dabei kam heraus, dass selbst schon bei leichtem Übergewicht mit einem BMI zwischen 25 und 27,5 die Lebenserwartung um ein Jahr verkürzt wird. Diese »wenigen Pfunde zu viel« wurden bislang nie als echtes Risiko angesehen. Diese Einschätzung wurde durch diese Studie widerlegt. Noch deutlicher ist das Ergebnis jedoch bei stark Übergewichtigen, bei denen sich die Lebenserwartung um bis zu 10 Jahre verkürzt. Interessanterweise kam in der Studie heraus, dass Männer stärker von der verkürzten Lebenserwartung betroffen sind als Frauen.

Um die Relevanz und Aussagekraft der Studie zu steigern, werteten die Forscher nicht nur den bislang größten Datensatz von Patienten aus, sondern sortierten auch gezielt Raucher und Menschen mit Vorerkrankungen aus. Abschließend belegten die Forscher, dass das mit Übergewicht verbundene Sterberisiko auf allen untersuchten Kontinenten gleich ist und dringender Handlungsbedarf besteht.

Übergewicht ist mit mindestens 13 Krebsarten verknüpft

Dass Übergewicht verschiedene Krebserkrankungen begünstigt, konnte nun ebenfalls belegt werden. Eine Gruppe von 21 unabhängigen, internationalen Experten hat dazu im Rahmen eines IARC-Projektes Ergebnisse einer Großuntersuchung im Fachjournal »The New England Journal of Medicine« veröffentlicht. IARC steht für: International Agency for Research on Cancer. Die IARC-Experten haben für die Publikation über 1000 Studien zusammengefasst und ausgewertet. Dank dieser riesigen Datenmenge erkannten die Forscher die Zusammenhänge zwischen Übergewicht und mindestens 13 Krebsarten.

Je höher das Übergewicht ist, desto höher ist auch das Krebsrisiko. Bereits im Jahre 2002 hatte die IARC fünf Krebsarten mit Übergewicht in Verbindung bringen können. In der aktuellen Studie konnten die Forscher diese fünf bestätigen:

- Krebs im Kolon und im Rektum (Dickdarmkrebs und Enddarmkrebs)
- Adenokarzinom in der Speiseröhre
- Nierenkrebs
- postmenopausales Mammakarzinom (Brustkrebs bei Frauen nach den Wechseljahren)
- Gebärmutterkrebs

In der aktuellen IARC-Untersuchung konnten dann weitere acht Krebsarten identifiziert werden, die ebenfalls durch Übergewicht begünstigt werden:

- Kardiakrebs (ein Tumor in einem bestimmten Bereich des Magens)
- Leberkrebs
- Gallenblasenkrebs
- Bauchspeicheldrüsenkrebs
- Eierstockkrebs
- Schilddrüsenkrebs
- Meningeom (Hirntumor)
- Multiples Myelom (Krebserkrankung des blutbildenden Systems im Knochenmark)

Elizabeth A. Platz, eine renommierte Epidemiologin und Krebsforscherin, betonte zudem, dass vor allem Frauen diese Studie nicht ignorieren sollten. Die Forscher fanden nämlich heraus, dass Gebärmutterkrebs und postmenopausaler Brustkrebs sogar in sehr starker Verbindung mit Übergewicht stehen. Letztlich schlussfolgern die Autoren, dass diese neuen Erkenntnisse verdeutlichen, wie wichtig es ist, geeignete Maßnahmen gegen Übergewicht durchzuführen bzw. ein gesundes Körpergewicht zu halten.

Sind die Gene schuld?

Viele Menschen sind übergewichtig, obwohl sie lieber schlanker wären. Die meisten von ihnen haben bereits einen oder auch mehrere vergebliche Abnehmversuche hinter sich.

Vergeblich heißt in diesem Zusammenhang, dass das Körpergewicht, selbst wenn es sich während der Diät den Wunschvorstellungen genähert hat, anschließend früher oder später – meist früher – wieder in unliebsame Zonen geklettert ist. Wie hartnäckig und wie oft man das Thema »Ich will abnehmen« in Angriff nimmt, hängt von vielen verschiedenen persönlichen Einflüssen, aber auch von der Einstellung der Umgebung ab. Was sagen die Familienmitglieder, Freunde und Kollegen? Geben Sie Ihnen versteckt oder auch offen zu verstehen, dass sie Ihr Gewicht problematisch finden? Zu dicken Menschen wird häufig – bewusst oder unbewusst – Willensschwäche unterstellt. So kommt zum inneren Druck oft noch nicht unerheblicher äußerer Druck hinzu. Da ist es mehr als verständlich, wenn man nach Erklärungen für seine vergeblichen Bemühungen sucht. Eine dieser Rechtfertigungen lautet: »Meine Gene sind schuld. – Ich bin einfach ein guter Futterverwerter. Dafür kann ich nichts.«

Nun wurde bis 2003 das gesamte menschliche Erbgut (Seite 36) entschlüsselt. In den vergangenen Jahren wurden die Zusammenhänge zwischen unseren Genen und diversen Merkmalen, Veranlagungen und auch Erkrankungen in Tausenden von Studien untersucht. Dabei wurde kein »Dick-mach-Gen« gefunden. Es gibt keine Gene, die uns dazu verdonnern, übergewichtig zu sein! Das ist zumindest der heutige Wissensstand. Und diese Erkenntnis hat doch etwas sehr Positives: Somit gibt es eine Lösung für jeden übergewichtigen Menschen!

Die vergeblichen Abnehmbemühungen vieler Menschen sind aber auch Tatsachen. Und es drängt sich die Frage auf, warum es vielen Menschen einfach nicht gelingt, ihre überschüssigen Pfunde loszuwerden. Oder anders ausgedrückt: Was genau bestimmen die Gene im Zusammenhang mit Übergewicht? Denn dass die Gene beim Körpergewicht mitmischen, ist schon lange bekannt und unzweifelhaft.

Um uns mit dieser Frage zu beschäftigen, wollen wir einen Blick in die Menschheitsgeschichte werfen. Es geht darum, wie sich unsere Vorfahren ernährt haben. Das ist nicht nur interessant, sondern auch relevant für unsere heutige Ernährung.

Wie haben sich unsere Vorfahren ernährt?

Zu Beginn der Entwicklungsgeschichte vor rund 200 000 Jahren lebte der Mensch als Jäger und Sammler, der aufgrund knapper Ressourcen hart um seine Nahrung kämpfen musste. Die ersten Menschen waren Nomaden, die von der Jagd auf wilde Tiere lebten sowie dem Sammeln von essbaren Pflanzenteilen (Wurzeln, Früchte, Samen etc.). Will man als Jäger Erfolg haben, muss man sehr lange auf der Lauer liegen und dann – wenn das Beutetier nah genug ist – explosionsartig in Aktion treten, um es zu überwältigen und zu erlegen. Heute kennen wir diese Art des Jagens nur noch aus Filmen von Raubtieren, die ewig ausharren und auf einen günstigen Moment warten, um dann in Sekundenschnelle loszusprinten, dem Beutetier auf den Rücken zu springen und es niederzustrecken. Da dem Menschen Raubtierzähne und -pranken fehlten, behalf er sich mit Speer und Keule. Das Jagdprinzip ist aber vergleichbar.

An diese Lebensweise passte sich der menschliche Stoffwechsel (Metabolismus) auch genetisch im Laufe der menschlichen Evolution derart an, dass die aufgenommene Nahrung für die nächste Hungerperiode im Körper gespeichert wurde. Die Nahrung bestand damals zum größten Teil aus Fleisch (Eiweiß und Fett), was im Laufe der Zeit das Gehirnwachstum verstärkte, aber auch den Muskelzuwachs anregte. Der Körper war dazu optimiert, möglichst viele Kalorien aus Proteinen und Fetten aufzunehmen. Kohlenhydrate wurden damals dagegen nur selten verzehrt.

Spannend ist in diesem Zusammenhang eine aktuelle Publikation in der Fachzeitschrift Nature, die herausfand, dass auch die Ernährung der Neandertaler differenzierter betrachtet werden muss und es durchaus regionale Unterschiede gab. Die Vorstellung, dass es sich beim Neandertaler grundsätzlich um einen Fleischfresser gehandelt hat, stimmt offenbar nicht. Diese Erkenntnis ist auch deshalb so interessant, weil es heute viele Anhänger der Steinzeit-Diät oder Paleo-Ernährung für erwiesen ansehen, dass Fleisch das natürliche Nahrungsmittel des Menschen ist. Für viele eine willkommene Rechtfertigung, um sich täglich ein Steak zu gönnen.

Es gab auch vegetarische Neandertaler

Tatsächlich gab es aber auch Neandertaler, die nie einen Happen Fleisch zwischen die Zähne bekamen. Das haben Forscher der Universität von Adelaide herausgefunden, indem sie fünf Neandertalern von unterschiedlichen europäischen Fundstellen »auf den Zahn fühlten«. Anhand des Zahnsteins der Funde lässt sich tatsächlich auch heute noch herausfinden, wie sich die Menschen damals ernährt haben. Denn im Zahnstein stecken Erbgutreste der Ernährung. Diese DNA-Reste wurden analysiert und mit Datenbanken verglichen.

So haben Laura Weyrich und ihre Kollegen herausgefunden, dass die Neandertaler, deren Fossilien aus der Spy-Höhle in Belgien stammen, tatsächlich sehr viel Fleisch, vor allem von Wollnashörnern und Mufflons, sowie Pilze verzehrt haben. Die Neandertaler aus der El Sidron-Höhle in Spanien waren dagegen Vegetarier, denn sie haben sich ausschließlich von Pinienkernen, Pilzen und Moos ernährt. Offenbar haben sie auch Baumrinde gegessen oder zumindest darauf herumgekaut; möglicherweise sogar, um die enthaltenen uns heute bekannten Phytopharmaka zu nutzen, denn im Zahnstein fand sich auch Salicylsäure (ein Schmerzmittel) und Penicillin (ein Antibiotikum aus Schimmelpilzen).

Vom Jäger und Sammler zum Ackerbauer

Vor etwa 50 000 Jahren begannen die Menschen, neue Siedlungsorte zu beziehen, an denen sie ungewohnte klimatische und landschaftliche Lebensbedingungen vorfanden. Sie mussten daher ihr Bewegungs- und Ernährungsverhalten umstellen und sich an die neuen Bedingungen anpassen.

Schließlich begannen die Menschen, zu Ackerbau und Viehzucht überzugehen. Schnelle und starke körperliche Bewegung, wie dies zuvor bei den Jägern und Sammlern üblich war (Schnellkraft und Geschicklichkeit bei der Jagd), wurde nun durch ausdauernde Tätigkeiten bei der landwirtschaftlichen Arbeit ersetzt. Die Menschen ernährten sich nun auch von der Milch ihrer Nutztiere und entwickelten allerlei Möglichkeiten, diese Milch zu verarbeiten und haltbar zu machen, z. B. in Form von Käse. Unsere Vorfahren begannen, Getreide und Reis anzubauen und ernährten sich verstärkt von diesen Getreideerzeugnissen, damit kamen vermehrt langkettige Kohlenhydrate in die menschliche Nahrung.

Dementsprechend passte sich der Mensch im Laufe der Evolution auch genetisch mit seinem Metabolismus an Kohlenhydrate als Hauptenergielieferant an. Diese Umstellung der Ernährungs- und Lebensweise führte zu einem kontinuierlichen Energiebedarf des Körpers. Daher mussten Energiereserven über einen langen Zeitraum zur Verfügung stehen. Der Körper hat sich auf die Aufnahme von Kalorien aus Kohlenhydraten spezialisiert.

Wie die unterschiedlichen Meta-Typen entstanden sind

Evolutionsbedingt kam es zu einer Vielzahl genetischer Variationen, die es dem Menschen ermöglichten, mit verschiedenen Lebensbedingungen klarzukommen. So herrschten innerhalb verschiedener Lebensräume unterschiedliche Lebensumstände und Ernährungsbedingungen, an die sich unsere Vorfahren im Zuge der Evolution anpassten. Die Neandertaler-Untersuchung (Seite 25) hat das sehr schön verdeutlicht. In wildreicher Steppe konnten sich unsere Vorfahren überwiegend von Fleisch ernähren; in waldreichen Gegenden waren sie aber auch in der Lage, mit einer rein vegetarischen Kost, die u. a. aus sehr fettreichen Pflanzensamen bestand, zu überleben.

Auch die spätere Wandlung von der überwiegend protein- und/oder fettreichen Ernährung hin zu einer eher kohlenhydratlastigen Ernährung vollzog sich keinesfalls abrupt. Und es wurden auch nicht alle Jäger und Sammler zu Ackerbauern. Doch mit der Zeit vollzog sich für die Mehrheit der Menschen dieser Wechsel.

Selbst heutzutage leben noch einige Stämme überwiegend von der Jagd, z. B. im brasilianischen Urwald, und es gibt auch noch Gruppen, die an ihrer nomadischen Lebensweise festhalten, z. B. in der Mongolei oder in der Sahara.

Die Gene bestimmen den Meta-Typ

Da auch die Anpassung der Gene nicht bei allen im gleichen Tempo stattfand und sich verschiedene Populationen miteinander vermischten (etwa im Rahmen von Völkerwanderungen), entwickelten sich unterschiedliche genetische Metabolismus-Typen, sog. Meta-Typen. Für die Verstoffwechslung der Makronährstoffe (also Proteine, Fette und Kohlenhydrate) bedeutet dies, dass jeder Mensch eine einzigartige Kombination genetischer Variationen besitzt, die zu einer unterschiedlichen Verarbeitung dieser Hauptnährstoffe führt. Somit verwertet jedes Individuum die biologischen Makromoleküle aus der aufgenommenen Nahrung unterschiedlich und nimmt daraus unterschiedliche Kalorienmengen auf. Im Ergebnis hat jeder Mensch auch einen unterschiedlichen Bedarf an Energie hinsichtlich der Qualität (Zusammensetzung der Nahrung) sowie der Quantität (Kalorienmenge).

Studie belegt: allgemeine Diät-Empfehlungen sind sinnlos

Nun kennen wir unser evolutionsbiologisches Erbe. Springen wir mit diesem Wissen in die Jetztzeit und schauen uns eine aktuelle Ernährungsstudie an, die untersuchte, wie sich verschiedene Nahrungsmittel auf den Blutzuckerspiegel auswirken. Das klingt erstmal nicht so spannend, doch warten Sie es ab. Die Studie wurde von einer Wissenschaftlergruppe um Eran Segal und Eran Elinav vom renommierten Weizmann Institut in Israel durchgeführt. Es nahmen 800 übergewichtige Menschen teil. Der durchschnittliche BMI lag bei 26 und das Alter bei 43 Jahren. Ausgangspunkt war die Frage, warum sich einige Menschen problemlos kohlenhydratreich, z. B. mit großen Nudelportionen ernähren können, ohne zuzunehmen, während andere – überspitzt ausgedrückt – schon beim Anblick von Nudeln zunehmen.

Insgesamt erfassten die Wissenschaftler 46 898 Mahlzeiten und die anschließende Blutzuckerentwicklung. Und was dabei herauskam, ist nun wirklich erstaunlich. Denn die Wissenschaftler stellten fest, dass die Blutzuckerkurve selbst dann völlig unterschiedlich verlief, wenn die Teilnehmer exakt das Gleiche gegessen hatten. Die pauschale Aussage, dass eine LowCarb-Diät mit einem niedrigen Insulinspiegel einhergeht, kann also auch nicht für jede Person stimmen. Das ist der Beleg dafür, dass es beim Abnehmen eben nicht nur darauf ankommt, was gegessen wird, sondern auch der individuelle Stoffwechsel des Betroffenen eine maßgebliche Rolle spielt.

Bei gleichem Diät-Plan konnten einige abnehmen, andere wiederum nahmen sogar zu oder hatten überhaupt keine Veränderung in ihrem Gewicht. Die Ergebnisse dieser Studie verdeutlichen, dass verschiedene Menschen unterschiedlich auf die gleiche Diät reagieren. Gruppenleiter Segal erklärte folgerichtig in einer Stellungnahme, dass allgemeine Diät-Pläne sinnlos seien und den Menschen nicht weiterhelfen würden. Mit anderen Worten: Ein Patentrezept zum Abnehmen gibt es nicht. Die Studienautoren betonten auch, dass individuelle Diät-Pläne für jede einzelne Person erstellt werden müssten, damit diese ihr Ziel, effektiv und effizient Gewicht abzubauen, auch erreichen können.

Jetzt kennen wir schon drei Abnehmgeheimnisse:

1. Jeder Mensch hat einen individuellen Meta-Typ, der bestimmt, wie er die drei Makronährstoffe Fette, Proteine und Kohlenhydrate umsetzt.
2. Es gibt nicht die eine Diät, die für alle Menschen passt.
3. Die Gene bestimmen, welcher Meta-Typ man ist.

Die Gene verraten, wie Sie am leichtesten abnehmen

An dieser Stelle liegt es nahe zu sagen, ja klar, dann muss ich einfach nur wissen, welcher Meta-Typ ich bin und dann kann ich wesentlich effizienter abnehmen. So weit, so richtig. Es ist nur so, dass man es weder irgendwie spürt noch einfach erkennen kann, welcher Meta-Typ man ist. Abnehmgeheimnis 3 weist schon die Richtung: Wir müssen genau in die Gene schauen. Leider sind biologische Zusammenhänge meistens ziemlich kompliziert. Und genauso wenig, wie es ein Übergewicht-Gen gibt, gibt es einzelne Gene, die für bestimmte Meta-Typen stehen.

Das hat uns aber nicht abgeschreckt. Als Genetiker bin ich es gewohnt, mit extrem großen Datenmengen zu hantieren. Das Thema, mit dem ich mich ursprünglich beschäftigte, war Epilepsiegenetik. Ich habe also geschaut, wie diese schwere Erkrankung »Epilepsie« im Erbgut verankert ist. Im Rahmen meiner Forschungsarbeiten, die ich am Cologne Center for Genomics an der Universität zu Köln durchführte, entdeckte ich einen wichtigen Zusammenhang zwischen einer bestimmten Genmutation und der Erkrankung Epilepsie.

Ich fuhr zu verschiedenen Konferenzen, um meine Forschungsergebnisse vorzustellen. Hier sah ich mir natürlich auch die Ergebnisse anderer Wissenschaftler an, denn auf solchen Kongressen stellen viele Teilnehmer ihre jüngsten Forschungsergebnisse vor. Allein in der Humangenetik werden jährlich über 100 000 neue Studien veröffentlicht – Tendenz steigend. Auf einer dieser Konferenzen wurde mit klar, dass wir diesen ungeheuren Wissensschatz, der in den humangenetischen Studien steckt, nur zu einem Bruchteil nutzen. Denn nur wenige dieser Studien werden systematisch erfasst und ausgewertet. Wenn doch eine derartige Auswertung erfolgt, geschieht dies allein für medizinische Zwecke und somit für die Therapie von Erkrankungen.

Die Entwicklung der Gen-Diät MetaCheck

In mir keimte die Idee, ob sich nicht aus den vorliegenden humangenetischen Studien genetische Stellschrauben ermitteln lassen, die es ermöglichen, dem großen Volksleiden Übergewicht effizienter als bisher zu Leibe zu rücken. In vielen Gesprächen mit meinen

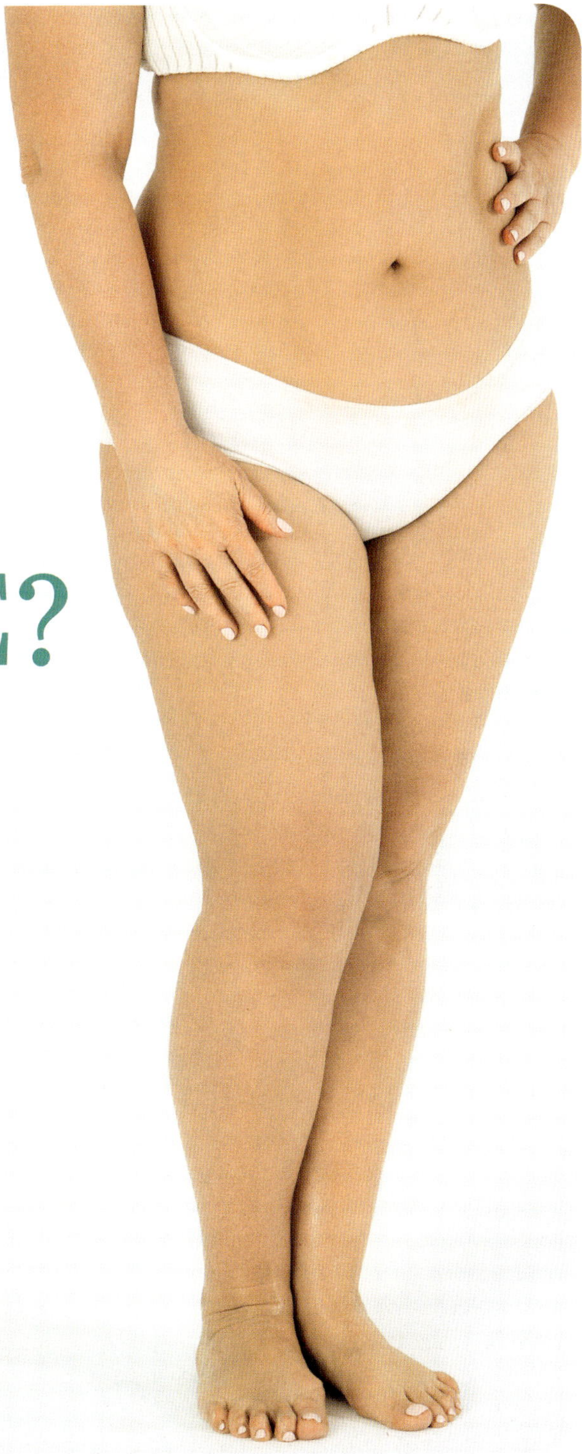

SCHWERES ERBE?

Die vier Meta-Typen

Meta-Typ	Symbol	Kohlenhydrate	Proteine	Fette
Alpha	α	negativ	positiv	negativ
Beta	β	negativ	positiv	positiv
Gamma	γ	positiv	negativ	negativ
Delta	δ	positiv	negativ	positiv

Kollegen aus der Forschung, Herrn Dr. Thiele und Herrn Tubis, nahm diese Idee langsam Form an. Dazu mussten wir die Studienlage systematisch auswerten. Ein echtes Mammutprojekt. Was dabei letztlich herauskäme, war ungewiss.

Dass neben einer positiven Energiebilanz (das heißt, man isst mehr, als man verbraucht) die Genetik eine wichtige Rolle bei der Entstehung von Übergewicht spielt, war unstrittig. Das hatten sogenannte Zwillings-, Adoptions- und Familienstudien gezeigt. Aber die Ergebnisse der geplanten systematischen Datenauswertung konnten wir natürlich nicht vorhersehen.

Doch wir waren von Anfang an fest davon überzeugt, dass der Einsatz von moderner, individualisierter Medizin auf Basis einer validen genetischen Analyse eine neue Chance zur Bewältigung des Volksleidens Übergewicht eröffnet. Nach langer Forschungs- und Entwicklungszeit sowie regem Austausch mit anderen Forschern ist es uns letztlich gelungen, die innovative genetische Stoffwechselanalyse MetaCheck herauszuarbeiten, sodass jeder Mensch seinen Meta-Typ bestimmen lassen kann. Damit findet jeder das für ihn geeignete Ernährungs- und Bewegungsprogramm zum natürlichen und nachhaltigen Abnehmen.

Das Geheimnis der Meta-Typen

Weil es Sie jetzt sicherlich interessiert, welche Meta-Typen es denn nun gibt und was das fürs Abnehmen bedeutet, will ich Ihnen unsere Erkenntnisse hier schon in Kürze vorstellen, wenngleich die Meta-Typen und ihre Ernährung in einem späteren Kapitel (Seite 56) ausführlich beschrieben werden. Vereinfacht ausgedrückt gibt es unterschiedliche Meta-Typen, die sich darin unterscheiden, wie gut oder schlecht sie mit den drei Makronährstoffen klarkommen. Warum sich in der menschlichen Entwicklung unterschiedliche Verwerter entwickeln konnten, habe ich unter »Wie die unterschiedlichen Meta-Typen entstanden« (Seite 26) beschrieben. Jeder Mensch hat also ganz individuelle, genetisch festgelegte Fähigkeiten, Fette, Kohlenhydrate und Proteine zu verstoffwechseln bzw. aus ihnen Kalorien aufzunehmen, wobei es auch wiederum nicht ein »Fett-Gen« und ein »Protein-Gen« gibt, sondern verschiedene Gene, deren möglichen Variationen (Genvariante) zusammenwirken.

Bestimmte Variationen verschiedener Gene können in Kombination zu einer guten bzw. schlechten Verstoffwechslung der Makronährstoffe führen. Wenn ich in diesem Buch von einer guten Verarbeitung spreche, meine ich damit, dass weniger Kalorien aufgenommen bzw. nicht direkt in Körperfett umgewandelt werden. Eine schlechte Verarbeitung bedeutet hingegen eine erhöhte Kalorienaufnahme und die direkte Speicherung der Energie als Körperfett.

Es gibt vier Meta-Typen

Es gibt vier Meta-Typen, deren Charakteristik Sie in der Tabelle sehen:

- Der Meta-Typ »Alpha« verarbeitet zwar Proteine sehr gut, Fette und Kohlenhydrate jedoch weniger gut.
- Der Meta-Typ »Beta« metabolisiert neben Proteinen auch Fette überdurchschnittlich gut, jedoch Kohlenhydrate nicht so gut.
- Im Gegensatz zum Meta-Typen »Beta« verarbeitet der Meta-Typ »Gamma« Kohlenhydrate gut, Fette und Proteine jedoch weniger gut.
- Der Meta-Typ »Delta« hingegen verwertet neben Kohlenhydraten ebenfalls Fette gut, jedoch Proteine weniger gut.

Lassen Sie uns gemeinsam ein praktisches Beispiel ansehen, um zu verstehen, wie sich der Meta-Typ auf den Stoffwechsel und das Gewicht auswirkt.

Christian, 45 Jahre

Vergebliche Abnehmversuche mit Proteinpulver

» *Christian versuchte schon seit geraumer Zeit, mit Proteinpulver abzunehmen. Seit zwei Monaten ersetzte er daher das Frühstück und zum Teil auch das Abendessen durch einen Protein-Shake. Mittags gab es bei ihm oft Fleisch oder Fisch mit Salat oder Gemüse. – Mit dieser Diät hatte sein Freund, der eine ähnliche Statur wie Christian hatte, binnen kurzer Zeit 10 kg abgespeckt. Christian hat dagegen mit der LowCarb-Methode nur insgesamt 2 kg verloren, was er total frustrierend fand.*

Er wollte aber noch nicht aufgeben. Er wechselte das Proteinpulver und führte die Diät noch disziplinierter durch. Er checkte noch einmal, dass er alle Verbote tatsächlich strikt einhielt. Abends gab es jetzt keinerlei Kohlenhydrate mehr. Alkohol versagte er sich auch; er nahm keinen Zucker mehr in den Kaffee; Limonade, Cola, Fruchtsaft, alle zuckerhaltigen Getränke waren tabu für ihn. Auch auf seine geliebten Spaghetti und alle anderen Pastasorten verzichtete er schweren Herzens. Kartoffeln, Brot, Kuchen, alles nicht mehr möglich. Das war für ihn eine wirklich harte Diät, weil er Nudelgerichte, Brot, Pizza und auch mal ein Stück Kuchen sehr gerne aß. Bei so viel Verzicht musste sich doch irgendwann der Diäterfolg einstellen.

Nachdem er auch nach einem weiteren Monat Quälerei keinen zufriedenstellenden Erfolg hatte, suchte er im Internet Rat und stieß dort auf die Gen-Diät

MetaCheck. War das vielleicht des Rätsels Lösung? Konnte es sein, dass die proteinreiche und kohlenhydratarme Diät gar nicht das Richtige war? Zumindest für ihn nicht? Er war unsicher, entschloss sich aber dennoch, den Test machen zu lassen.

Beim Ernährungsberater wurde dazu mit einem Wattetupfer etwas Wangenschleimhaut abgerieben und die Probe eingeschickt und analysiert. Denn in jeder Körperzelle – auch der Mundschleimhaut – ist unser gesamtes Erbgut enthalten. Nach zwei Wochen bestellte der MetaCheck-Berater ihn ein, das Ergebnis sei da. Christian erhielt das Analyseergebnis, die Erklärungen und ein speziell für ihn angefertigtes Kochbuch. Beim Blick in das Buch war er höchst erfreut, aber auch überrascht. Da gab es Rezepte mit Pasta, Pizza und belegten Broten. Da sah alles extrem lecker aus. Aber konnte man damit abnehmen?

Der MetaCheck-Berater lachte, denn dieses große Erstaunen hatte er schon häufiger erlebt, wenn klar wird, dass man sich vergeblich durch Diäten gemüht hat, die nun mal überhaupt nicht zum eigenen Meta-Typ passen. Er erläuterte Christian ausführlich, dass er der Meta-Typ »Gamma« sei und was das im Einzelnen bedeutet. Beim Gamma-Typ werden wenig Kalorien aus Kohlenhydraten aufgenommen und bei einer angepassten Kalorienzufuhr kaum in Fett umgewandelt. Zu viele Fette und Proteine, also viel Fleisch und Fisch, sind beim Gamma-Typ die Dickmacker. Mit dem Proteinpulver und der proteinlastigen Diät hatte Christian sich also selbst ausgebremst – ohne es zu wissen. Das mühevolle Umgehen von Kohlenhydraten hätte er sich dagegen sparen können.

Voller Elan setzte Christian den individuell für ihn erstellten MetaCheck-Genussplan in die Tat um. Die Erfolge ließen nicht lange auf sich warten. Nach drei Monaten hatte er schon 12 kg abgenommen und damit seinen Freund überrundet.

Das typische Fallbeispiel veranschaulicht sehr deutlich, wie unsinnig der Versuch ist, alle Menschen über einen Kamm zu scheren. Der MetaCheck brachte bei Christian sofort ans Tageslicht, dass sein Versuch, mit einer proteinreichen Kost und entsprechenden Proteinpulvern abzunehmen, von vornherein zum Scheitern verurteilt war. Die monatelange Quälerei und seine Selbstvorwürfe hätte er sich sparen können. Sowie er seine Ernährung an seinen Meta-Typ anpasste, funktionierte das Abnehmen auf einmal reibungslos. Als Meta-Typ Gamma kann er sich mit gesunden Kohlenhydraten, wie sie in Kartoffeln, Gemüse und Vollkornprodukten enthalten sind, nach Herzenslust sattessen, reduzieren muss er dagegen den übermäßigen Verzehr von Proteinen und Fett. Das Schöne daran ist, dass er auf keinen Nährstoff komplett verzichten muss. Über Monate hatte er um Kartoffeln und Brot einen großen Bogen gemacht, obwohl er diese Nahrungsmittel sehr gern aß. Wenn er das doch nur gleich gewusst hätte!

Ein weiteres Fallbeispiel macht uns mit einem anderen Meta-Typ vertraut.

Jenny, 37 Jahre

Schlechte Essgewohnheiten und viele Kohlenhydrate ließen mein Gewicht in die Höhe schießen

»*Während meiner beiden Schwangerschaften habe ich sehr viel an Gewicht zugenommen. Außerdem ließen schlechte Essgewohnheiten und viele Kohlenhydrate meine Kilos ebenso in die Höhe schießen. Damals wog ich 96 kg und ich habe mich in meiner Haut nicht mehr wohl gefühlt. Die MetaCheck-Analyse war schließlich mein Ausweg. Mit dem DNA-Test habe ich herausgefunden, dass ich, wenn ich abnehmen wollte, mehr Eiweiß essen sollte. Somit habe ich mit meiner Meta-Typ-gerechten Gen-Diät MetaCheck begonnen und habe mich, angepasst an den Beta-Typ, ernährt. Von August 2016 an habe ich es innerhalb von 5 Monaten leicht geschafft, 22 kg abzunehmen.*

Zu Beginn meiner Abnehmphase habe ich mich sehr streng an den Ernährungsplan der Gen-Diät MetaCheck gehalten. Die Ernährungsumstellung war für mich am Anfang ungewohnt. Zunächst war es für mich unvorstellbar, Kohlenhydrate auf so eine geringe Menge zu reduzieren. Wenn man sich allerdings ein wenig mit dem Thema beschäftigt, lernt man ganz schnell, welche kohlenhydrathaltigen Lebensmittel man aufnehmen darf und welche man offensichtlich vermeiden sollte. Zum Beispiel esse ich gerne auch selbst gebackenes Vollkornbrot oder Brot mit Mandelmehl, welches den Proteinanteil im Brot zusätzlich erhöht. Als sich dann mein Gewicht in den Normalbereich bewegte, habe ich auch mal ab und an eine kleine Ausnahme gemacht. Und manchmal, wenn ich doch Lust auf etwas Süßes habe, esse ich ein Stück dunkle Schokolade 80% oder esse selbst gebackenen Kuchen mit Früchten ohne zusätzlichen Zucker.

Da ich Meta-Typ Beta bin, dürfen bei mir die Fette natürlich auch nicht zu kurz kommen. Jedoch ist es nicht immer einfach, sich daran zu halten, wenn man z.B. außerhalb essen geht. Die Kombination aus kalorienarm, proteinreich und fettreich ist in Restaurants eher weniger vertreten, sodass ich meistens Fleisch mit Salat bestelle. Da merke ich aber immer, dass mir die Fette fehlen und ich dazu neige, schnell hungrig zu werden. Am liebsten esse ich Lachs mit Frischkäse, Käse oder auch Lasagne, ohne ein schlechtes Gewissen dabei zu haben und das ist einfach klasse!

Auch wenn ich anfängliche Schwierigkeiten hatte, ist davon nichts mehr zu spüren! Nicht nur, dass ich jetzt besser aussehe und mich in meinem Körper wohl fühle. Ich habe durch die auf mich angepasste Ernährung ein viel gesünderes Hautbild, da meine Pickel und Hautrötungen verschwunden sind. Man hat einfach viel mehr Energie und Freude im Leben und ich bin froh, dass ich meinen Weg mit der Gen-Diät MetaCheck gefunden habe! «

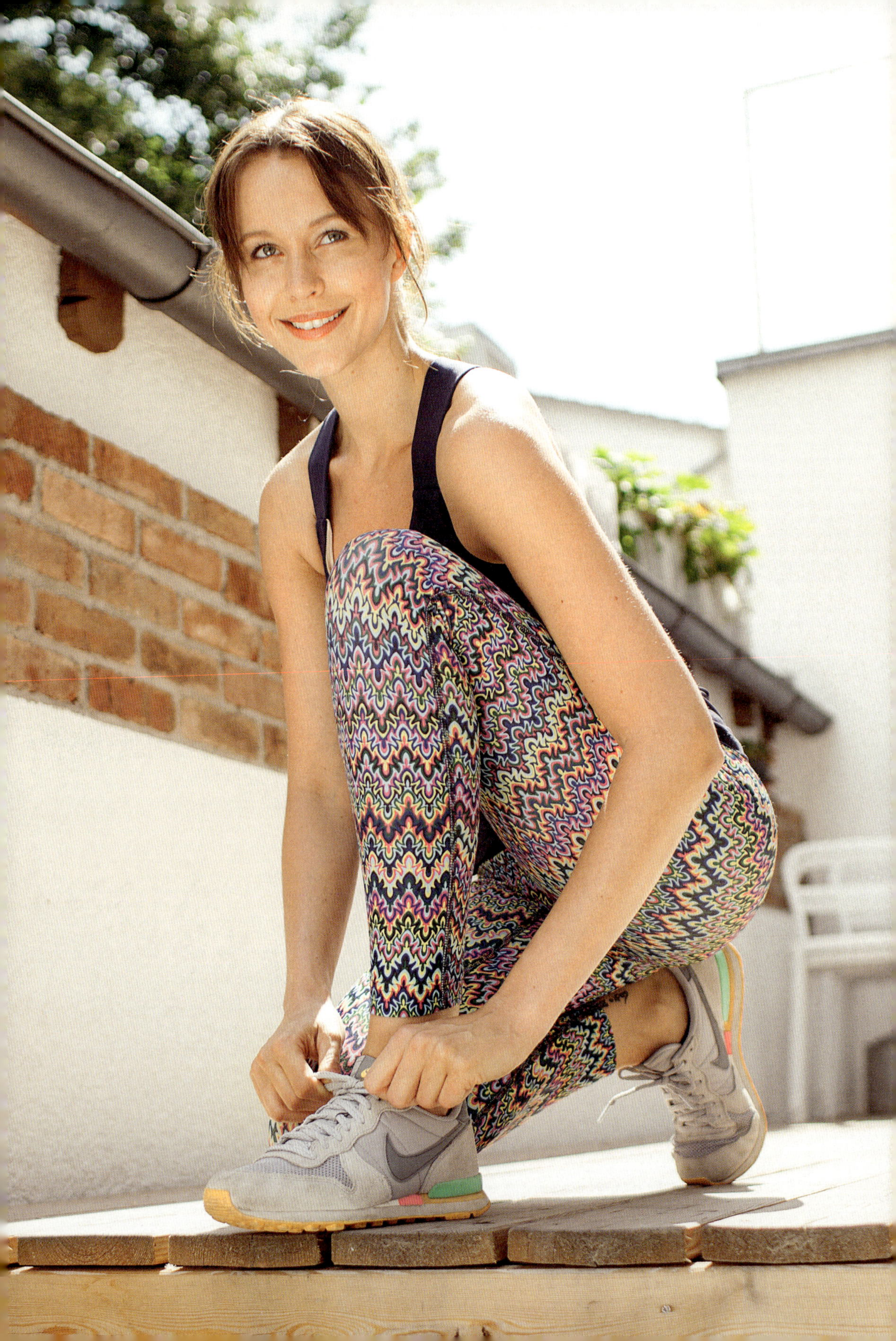

Jetzt will ich es wissen!

Unser Meta-Typ bestimmt, wie wir am leichtesten abnehmen können. Dieser lässt sich mit dem MetaCheck ermitteln. Wie und warum das so gut funktioniert, erfahren Sie jetzt.

Der MetaCheck stellt sich vor

Was hat unsere Ernährung mit den Genen zu tun? Sehr viel! Denn die Gene liefern den Bauplan für unseren Körper und natürlich auch für alle unsere Verdauungsenzyme.

Praktisch alle Aspekte der Ernährung haben eine genetische Grundlage, das heißt, sie sind in unserem Erbgut festgeschrieben. Dies gilt jedoch nicht nur für die Ernährung, sondern beispielsweise auch für den Aufbau der Muskulatur. Die Genetik ist die Lehre der Gene. Die genetischen Prinzipien, also wie Gene aufgebaut sind und wie sie funktionieren, erkläre ich, für alle die es interessiert, im Exkurs (Seite 42). Das Interesse an den Wechselwirkungen zwischen Ernährung und genetischen Mechanismen ist in den letzten Jahren stark gestiegen und führte zu der Entstehung der Forschungsfelder der Nutrigenetik (Einfluss der Gene auf die Ernährung) und Nutrigenomik (Einfluss der Ernährung auf die Genetik). Die Tatsache, dass Forschungsfelder wie die Nutrigenetik entstehen konnten, ist der rasanten Entwicklung der Humangenetik zu verdanken.

Das menschliche Erbgut ist entschlüsselt

Die Humangenetik war für Forscher stets ein hochinteressantes Gebiet und so startete 1990 das ehrgeizige Humangenomprojekt als ein öffentliches, vorwiegend amerikanisches Großforschungsprojekt mit dem Ziel, das Genom, also das komplette Erbgut, des Menschen vollständig abzulesen bzw. zu entschlüsseln. An dem Projekt waren neben Amerika noch zahlreiche weitere Länder beteiligt, darunter auch Frankreich, Japan, China und Deutschland. Im Jahre 2003 wurde das Projekt erfolgreich beendet und die endgültige Fertigstellung der Sequenzierung des menschlichen Genoms bekannt gegeben.

Dieses Projekt bildete die Basis für unzählige weitere Forschungsarbeiten in der Humangenetik wie beispielsweise die Untersuchung der Zusammenhänge von Genen und Krankheiten. Seitdem ist die Zahl der Publikationen in diesem Gebiet stetig weiter gestiegen.

Personalisierte Medizin

Die Erforschung des menschlichen Erbguts eröffnet vielfältige Möglichkeiten, Therapiestrategien, aber auch Gesundheitsleistungen allgemein individueller zu gestalten und auf die Genetik abzustimmen. Heute gibt es bereits schon diverse Medikamente, die speziell für die personalisierte Therapie zugelassen sind, vor allem in der Krebstherapie. Bevor der Patient mit einem bestimmten Präparat behandelt wird, kann mithilfe eines Gentests festgestellt werden, ob das Medikament und der Patient »zusammenpassen«, das heißt, die Wirksamkeit und die Nebenwirkungen lassen sich schon abschätzen, bevor der Patient behandelt wird. Das ist natürlich ein riesengroßer medizinischer Fortschritt, der die Therapie sicherer und verträglicher macht. Dem Patienten bleiben so unwirksame oder unnötig belastende Behandlungen erspart. Die Grundlage der personalisierten Medizin ist einerseits die genaue Kenntnis der sogenannten Pharmakokinetik des Medikaments. Das bedeutet: Wie und wo wird das Medikament aufgenommen und verstoffwechselt? Welche Abbauprodukte entstehen? Welche Rezeptoren, Enzyme, Transportproteine, Bindungsproteine usw. sind daran beteiligt? Und auf der anderen Seite muss die menschliche Genetik bekannt sein, die beispielsweise dazu führt, dass einem Patienten ein für dieses Medikament wichtiger Rezeptor fehlt. Nur dann lässt sich ein entsprechender Gentest entwickeln. Aktuell sind für mehr als 40 Wirkstoffe Gentests vorgeschrieben.

Neben dieser medizinischen Anwendung der Humangenetik werden auch sogenannte Lifestyle-Analysen entwickelt, bei denen es nicht um Erkrankungen und deren Therapien geht. Ein Beispiel wäre eine Analyse, die sich mit dem effektiven Aufbau der Muskeln beschäftigt. Der MetaCheck gehört als nutrigenetische Untersuchung ebenfalls in diesen Lifestyle-Bereich. Der MetaCheck zielt darauf ab, Menschen eine optimal angepasste Ernährungs- und Trainingsempfehlung an die Hand zu geben, um einen schnellen und nachhaltigen Abnehmerfolg zu gewährleisten.

Was untersucht der MetaCheck?

Der MetaCheck ist eine nutrigenetische Analyse (ernährungsbezogene genetische Untersuchung), bei der die spezifischen Metabolismus- bzw. Stoffwechselgene untersucht werden. Diese Gene sind für die Verarbeitung der Nährstoffe, also u. a. für die Kalorienaufnahme und den Kalorienverbrauch in den Körperzellen verantwortlich. Der Name MetaCheck steht dabei für Metabolismus-Check bzw. metabolische Untersuchung, den Fachbegriff für eine Stoffwechseltypisierung. Unter dem Stoffwechsel (Metabolismus) selbst versteht man die Gesamtheit aller biochemischen Abläufe in allen Zellen des menschlichen Körpers.

Die Analyse erlaubt also die Bestimmung der individuellen Stoffwechselveranlagung, die für den Abbau bzw. die Verarbeitung der Makronährstoffe verantwortlich ist. Der Begriff Makronährstoffe bezeichnet dabei die drei Hauptenergieträger für den Körper: Fette, Proteine und Kohlenhydrate. Sie bilden die wichtigsten Bestandteile der menschlichen Nahrung und liefern dem Körper die nötige Energie, um die biologischen Vorgänge aufrechtzuerhalten.

Jeder Mensch unterscheidet sich durch seine individuelle genetische Konstellation von seinen Mitmenschen. Auf dieser Grundlage basiert auch die Gen-Diät MetaCheck. Die MetaCheck-Analyse untersucht Stoffwechselgene, die maßgeblich für die Kalorienaufnahme aus den Makronährstoffen verantwortlich sind. Je nachdem, wie diese Gene ausgeprägt sind, funktioniert auch die Kalorienaufnahme beispielsweise aus Fetten besser oder schlechter. Dabei gibt es nicht ein bestimmtes »Fett-Gen«, sondern verschiedene Gene und ihre möglichen Varianten wirken in unterschiedlichen Kombinationen zusammen. Das macht es so kompliziert. Aus der Vielzahl der möglichen Konstellationen lassen sich dennoch vier Haupttypen ableiten.

Die Bestimmung der Meta-Typen

- Der Meta-Typ »Alpha« verarbeitet Proteine sehr gut, Fette und Kohlenhydrate jedoch weniger gut. Bei diesem Typ führen also zu viele Fette und Kohlenhydrate zu Übergewicht. Sahnetorte ist ein No-Go.
- Der Meta-Typ »Beta« verstoffwechselt Proteine und Fette überdurchschnittlich gut, jedoch Kohlenhydrate weniger gut. Beim Beta-Typ setzen dementsprechend vor allem Süßigkeiten und andere raffinierte Kohlenhydrate an.
- Der Meta-Typ »Gamma« verarbeitet Kohlenhydrate gut, Fette und Proteine jedoch schlecht. Dieser Typ muss vor allem auf die Fett- und Proteinzufuhr achten, wenn er schlank bleiben bzw. werden will. Brot, Nudeln oder Müsli sind dagegen unproblematisch.
- Der Meta-Typ »Delta« verwertet neben Kohlenhydraten ebenfalls Fette gut, jedoch Proteine schlecht. Bei diesen Menschen machen sich z. B. zu viel Fleisch oder Fisch – also Proteine – am Gewicht bemerkbar.

Diese vier Meta-Typen werden mit der MetaCheck-Analyse ermittelt. Dazu werden verschiedene Stoffwechselgene, die am Gewichtskontrollsystem beteiligt sind, analysiert.

Beim MetaCheck werden Stoffwechselgene analysiert

Die Gene heißen ApoA2, FABP2, FTO, ADRB2, ADRB3, PPARG und IL-6. Diese Kürzel sagen Ihnen vermutlich wenig und mit den genetischen Grundlagen des MetaChecks müssen Sie sich natürlich auch nicht beschäftigen. Aber für alle, die es interessiert, will ich hier zumindest anreißen, was hinter den Gen-Kürzeln steht, die beim MetaCheck untersucht werden:

ApoA2

Das Gen ApoA2 ist für ein bestimmtes Apolipoprotein verantwortlich, welches zu den Transportproteinen gezählt wird. Das kann man sich wie ein Vehikel vorstellen, das Stoffe im Blut transportiert. In diesem Falle

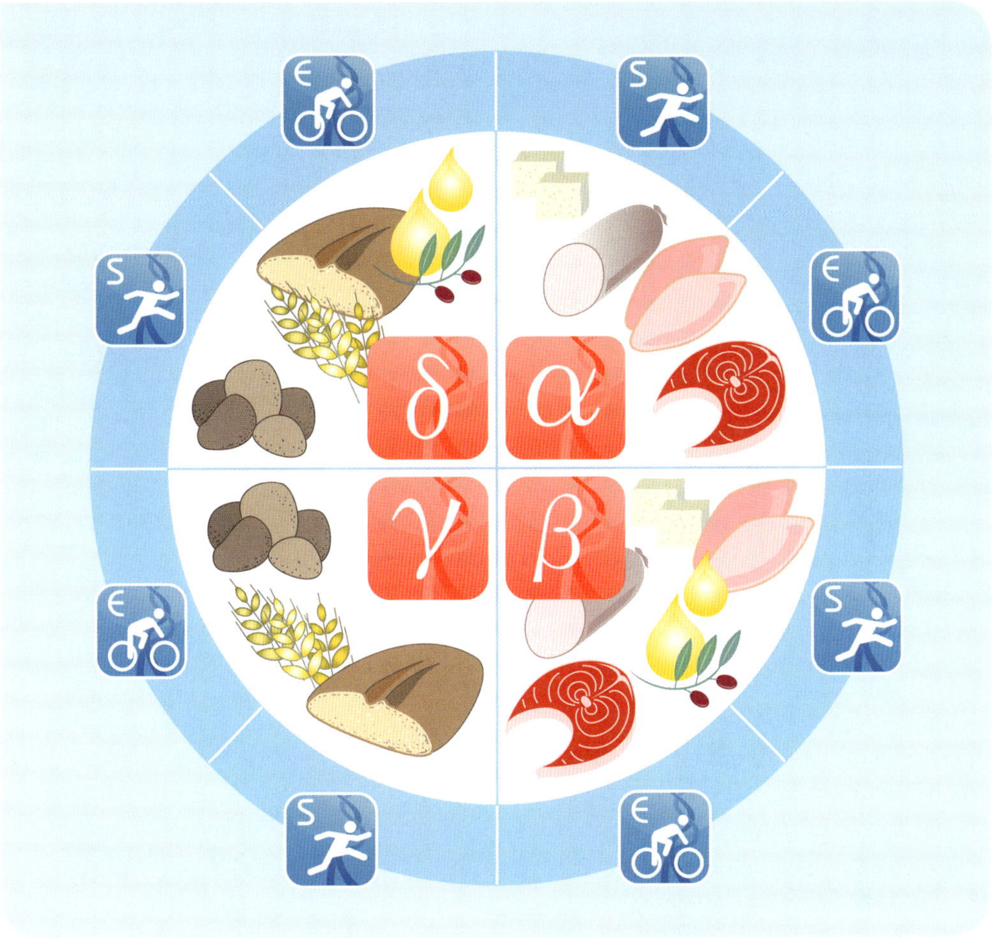

Es gibt vier unterschiedliche Meta-Typen, die jeweils noch zwei unterschiedlichen Sport-Typen angehören können.

werden Cholesterin und Fettsäuren transportiert. Denn dieses Apolipoprotein ist ein Teil des HDL-Cholesterins, also des »guten« Cholesterins, das für die Ausscheidung des überflüssigen Cholesterins sorgt. Vereinfacht ausgedrückt trägt die Genvariante des ApoA2-Gens dazu bei, ob Fettverzehr eher zu Übergewicht führt oder nicht.

FABP2

FABP2 ist für die Herstellung von Fettsäure-Bindungsproteinen (engl. »fatty acid-binding proteins, kurz FABPs) zuständig. Menschen mit bestimmten Veränderungen im FABP2-Gen verarbeiten Fettsäuren besonders schlecht bzw. nehmen diese sehr stark auf. Essen diese Menschen zu fettreich, steigen der BMI, das Körperfett und das Bauchfett.

FTO

Das FTO-Gen (fat mass and obesity associated-Gen) wird auch als Adipositas-Gen bezeichnet, es wird durch Ernährung und Fasten reguliert. In einer bestimmten Gehirnregion, die die Nahrungsaufnahme reguliert, ist es besonders aktiv, das heißt, sein Bauplan wird besonders häufig abgelesen. Die Expression – also das Ablesen des Gens, um das entsprechende Protein zu bauen – wird während einer Fastenperiode gesteigert. Bestimmte Veränderungen im FTO-Gen führen zu vermehrter Nahrungsaufnahme und höherem Körpergewicht bzw. zu vermindertem Sättigungsgefühl.

ADRB2

Das Gen ADRB2 enthält den Bauplan für einen bestimmten Rezeptor (eine Andockstelle) mit einem fettabbauenden Effekt (Beta-2-adrenerger Rezeptor). Die Aktivierung des Rezeptors durch Stresshormone wie Adrenalin sorgt dafür, dass weniger Glykogen als Energielieferant verwendet und dass mehr Wärme erzeugt wird (Thermogenese). Der Fettabbau aus Fettreserven wird angekurbelt. Besonders Ausdauersportarten können beim Vorhandensein bestimmter Genvarianten des ADRB2-Gens beim Abnehmen helfen, da sie zu einem erheblichen Abbau des Körperfetts beitragen.

ADRB3

Beim MetaCheck wird noch ein weiteres Gen analysiert, das den Bauplan für einen ähnlichen Rezeptor enthält, den Beta-adrenergen-Rezeptor-3. Die Aktivität des Gens steigert den Fettabbau (Lipolyse) in weißem Fettgewebe und die Wärmeproduktion (Thermogenese) in braunem Fettgewebe. Der Rezeptor wird im Bauchfett (viszerales Fett) und im Unterhautfettgewebe (subkutanes Fett) exprimiert, also abgelesen. Die Aktivität hingegen entfaltet sich hauptsächlich im viszeralen Fettgewebe.

PPARγ

Das Gen PPARγ enthält den Bauplan für einen Zellkernrezeptor, also eine Andockstelle am Zellkern. Die Abkürzung »PPARγ« steht für: peroxisome proliferator-activated receptor gamma. PPARγ regelt u. a. die Wiederherstellung des Gewichts nach einer Kalorienreduktion (Hungerperiode), beeinflusst den Fettabbau, Kohlenhydratstoffwechsel und den Energieverbrauch während körperlicher Bewegung.

IL-6

Das Gen IL-6 (Interleukin 6) enthält den Bauplan für eine Art von Botenstoffen (Zytokine), die Entzündungsreaktionen im Organismus regulieren. Zytokine sind Glykoproteine (an Kohlenhydratgruppen gebundene Proteine), die das Wachstum und die Differenzierung von Zellen regulieren. Das Zytokin Interleukin 6 wird lokal bei akuten und chronischen Entzündungen produziert und in das Blutserum ausgeschüttet, wodurch eine Entzündungsreaktion erzeugt wird. Hohe IL-6-Werte gehen mit stark ausgeprägtem Bauchfett (viszeralem Fettgewebe) und Übergewicht einher. Bei Gewichtsverlust sinkt der IL-6-Level.

Das Gewichtskontrollsystem

Die Interaktionen dieser Stoffwechselgene und deren unterschiedlichen Varianten können zu einer Vielzahl von individuellen genetischen Konstellationen führen. Die genannten Stoffwechselgene sind am Gewichtskontrollsystem beteiligt, spielen also eine wichtige Rolle bei der Verarbeitung der Makronährstoffe, das heißt, bei der Kalorienaufnahme aus Fetten, Proteinen und Kohlenhydraten, und beim Kalorienverbrauch. Bei der Entwicklung der Gen-Diät MetaCheck wurden nur Gene ausgewählt, deren Wirkung im Körper durch eine Ernährungs- bzw. Verhaltensänderung positiv beeinflusst werden kann.

Bestimmte Genvarianten können also zu einer guten bzw. schlechten Verstoffwechslung der Makronährstoffe führen. Hier noch einmal die Definition: Eine gute Verarbeitung bedeutet, dass weniger Energie aufgenommen bzw. nicht direkt in Körperfett umgewandelt wird. Eine schlechte Verarbeitung bedeutet hingegen eine erhöhte Energieaufnahme und die direkte Speicherung der Energie als Körperfett.

Eine bestimmte Genvariante kann so beispielsweise zu einer schlechteren Verstoffwechslung von Kohlenhydraten und damit zu schnellerer Gewichtszunahme nach deren Verzehr führen. Wird der Kohlenhydratverzehr nun vermindert, kann der Anteil der Nahrungsenergie, der als Fett gespeichert wird, gesenkt werden.

Die komplexe Berechnung dieser Gene und deren Interaktionen miteinander im Rahmen der MetaCheck-Analyse zeigt, ob Sie Kohlenhydrate, Proteine oder Fette gut oder schlecht verarbeiten bzw. daraus viel Energie gewinnen und diese schnell in Form von Körperfett abspeichern. Zusätzlich wird zu jedem Meta-Typ auch der Sport-Typ ermittelt, mit dem ein besonders effektiver Kalorienverbrauch erzielt wird. Dabei wird zwischen Ausdauer und Schnellkraft unterschieden.

Die Vielzahl an möglichen Kombinationen wurde zur einfacheren Orientierung und für den praktischeren Einsatz im Alltag zu vier Meta-Typen (»Alpha«, »Beta«, »Gamma« und »Delta«) mit einer von zwei Sportvarianten zugeordnet.

Es gibt zwei Sport-Typen

Neben der Bestimmung des Meta-Typs wird beim MetaCheck zusätzlich der Sport-Typ bestimmt. Dabei wird zwischen Ausdauer (= Endurance, E) und Schnellkraft (= Speed, S) unterschieden.

Die Ausdauervariante E ist durch einen höheren Kalorienverbrauch bei ausdauerbasierten Sportarten gekennzeichnet und die Schnellkraftvariante S durch einen größeren Kalorienverbrauch bei schnellkraft-/kraftbasierten Sportarten.

Die Stärke der Ausprägungen der unterschiedlichen Sportvarianten ist bei jedem Menschen im individuellen Maße ausgebildet. Grundsätzlich verbrennt jede regelmäßige körperliche Aktivität Kalorien und erhöht den Grundumsatz. Doch das Wissen um Ihren Sport-Typ hilft Ihnen beim Abnehmen, weil Ihnen nun bekannt ist, welche Sportarten die Gewichtsreduktion bei Ihnen besonders gut unterstützen.

Wichtig: Der MetaCheck-Sporttyp trifft keine Aussage darüber, wie sich besonders gut Muskelmasse aufbauen lässt (hierzu wäre die Analyse anderer Gene notwendig), sondern es geht ausschließlich darum, mit welcher Aktivität mehr Kalorien verbraucht und entsprechend Fett abgebaut werden.

Exkurs zu den genetischen Prinzipien

Gene, Chromosomen, Genom, was bedeuten diese Begriffe eigentlich? Für alle, die es gern genauer wissen wollen, gebe ich hier einen kleinen Einblick in die Welt der Gene.

Die Gene liefern den Bauplan für unseren gesamten Körper. Sie bestimmen unser Aussehen, also ob wir blonde oder braune Haare haben, ob unsere Augen blau, grün oder braun sind, ob wir eine kleine oder große Nase haben, ob wir besonders muskulös sind usw. Diese Liste ließe sich beliebig mit allen Körpermerkmalen fortsetzen. Aber die Gene sind nicht nur für die äußerlich sichtbaren Merkmale verantwortlich, sondern bestimmen auch die Abläufe im Körperinneren mit, wie beispielsweise Stoffwechselabläufe und Verdauung.

Chromosomen Jede unserer Körperzellen enthält also den kompletten Plan mit allen Informationen: Dieser Bauplan befindet sich im Zellkern jeder Zelle. Der Bauplan, also die genetische Information, ist in mehreren Einheiten – Chromosomen – gespeichert. Ein vollständiger Chromosomensatz besteht aus 46 Chromosomen, die Hälfte der Chromosomen stammt von der Mutter, die andere vom Vater.

DNA Jedes Chromosom besteht aus einem einzigen DNA-Doppelstrang (DNA steht für »Desoxyribonukleinsäure«) und Proteinen, sogenannte Histone, um die sich die DNA wie um eine Spule wickelt, damit das Ganze geordnet verstaut werden kann. Das menschliche Genom besteht aus etwa 3,2 Mrd. Basenpaaren und die Gesamtlänge der entfalteten und ausgerollten DNA in jeder menschlichen Zelle beträgt ca. 2 Meter.

Nukleobasen Ein DNA-Strang wiederum setzt sich aus vier Nukleobasen zusammen:

- Adenin (A),
- Thymin (T),
- Guanin (G) und
- Cytosin (C).

Die genetische Information wird – so ähnlich wie beim Morsen – in der Abfolge dieser vier Nukleobasen kodiert. Die DNA im eigenen Körper bleibt ein Leben lang unverändert.

Genexpression, Proteinsynthese Wenn man sich das Chromosom beispielsweise als Kochbuch vorstellt, sind die einzelnen Gene die Rezepte. Wie Rezepte auf bestimmten Seiten in einem Kochbuch gefunden werden können, sind auch Gene lokalisierbare Abschnitte der

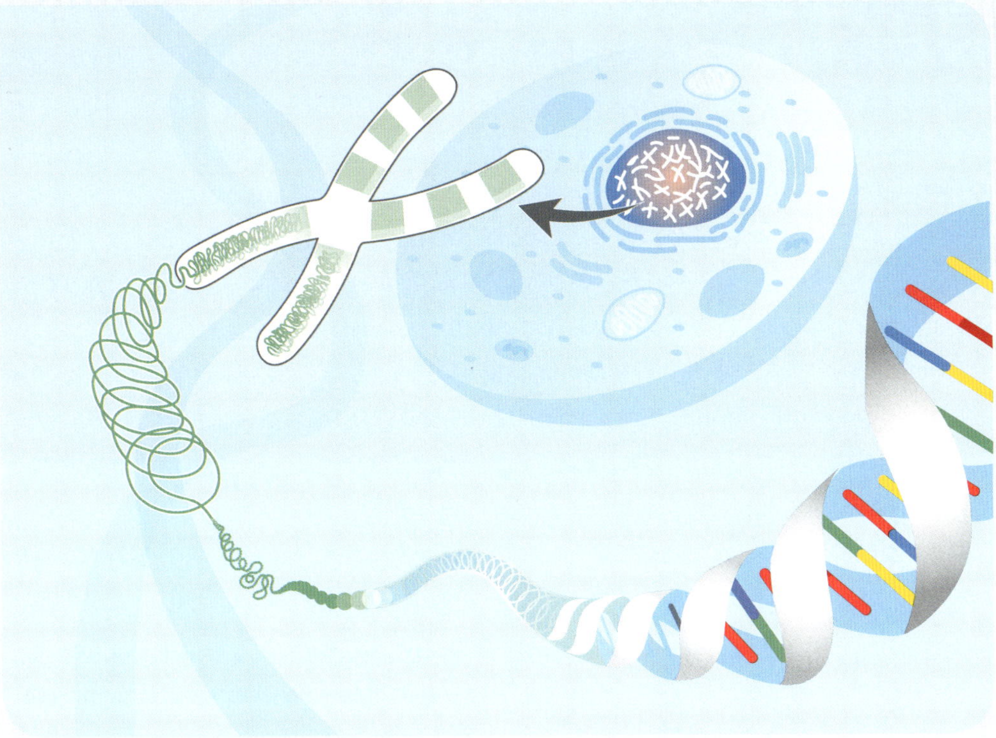

DNA, die ständig oder nur unter besonderen Bedingungen abgelesen werden. In jeder Körperzelle wird die DNA abgelesen und aus dieser Information werden entsprechende Proteine gebildet (»exprimiert«), die entweder für den Aufbau und die Struktur, als Informationsträger für die interzelluläre Kommunikation oder für biologische Prozesse des menschlichen Organismus, wie etwa Stoffwechselprozesse beim Verdauen der aufgenommenen Nahrung, verantwortlich sind. Die DNA kann also als Anleitung bzw. Bauplan für Proteine (Enzyme etc.) betrachtet werden. Der Aufbau (die Synthese) eines Proteins nach Vorlage eines Gens wird auch Genexpression genannt.

Genetische Varianten, Polymorphismen

Unsere Gene werden von Generation zu Generation weitergegeben, damit die Nachkommen ähnliche Merkmale besitzen. Allerdings können sich bei der Zellteilung, bei der natürlich auch das Erbgut dupliziert werden muss, kleine oder auch größere Veränderungen einschleichen, was als Mutation bezeichnet wird. Eine mögliche kleine Veränderung wäre das Vertauschen einzelner Nukleobasen (Punktmutation). Wird diese Veränderung bzw. genetische Variante vererbt und zumindest zu einem gewissen Teil verbreitet, spricht man von »Single Nucleotide Polymorphism«, abgekürzt SNP. Polymorphismen sind generell vererbbare Veränderungen, wobei dies sowohl positive als auch negative Veränderungen wie z. B. eine erhöhte Krankheitsanfälligkeit sein können.

Die Erbgutstränge in jeder Zelle sind 2 Meter lang und daher – platzsparend – spiralförmig gewickelt.

Der MetaCheck in der Praxis

Den MetaCheck können Sie deutschlandweit durchführen. Es gibt mehrere Tausend MetaCheck-Berater, sicherlich ist auch einer in Ihrer Nähe. Was genau beim Test passiert, lesen Sie hier.

Wo gibt es den MetaCheck?

Sie können den MetaCheck bei einem Arzt, einem qualifizierten Ernährungsberater, Apotheker oder einem qualifizierten Fitnesstrainer durchführen lassen. Vorher werden Sie vom MetaCheck-Berater ausführlich informiert. Es wird erklärt, welches Ziel die Analyse hat, was bei der Analyse genau untersucht wird und welche Bedeutung das Ergebnis für Sie haben kann. Mit der CoGAP-Beratersuche unter www.cogap.de können Sie schnell und unkompliziert einen MetaCheck-Berater in Ihrer Nähe finden.

Wie läuft der MetaCheck ab?

Nach dem Gespräch entnimmt der MetaCheck-Berater eine Abstrichprobe von Ihrer Mundschleimhaut. Dazu wird ein steriler Wattetupfer im Mund an der Wangeninnenseite einige Male kräftig auf und ab gerieben. So werden Schleimhautzellen gewonnen. Der Tupfer wird anschließend in einem sterilen Probenbehälter kurz luftgetrocknet und dann fest verschlossen.

Abstrichprobe

Die in den Wangenschleimhautzellen enthaltene DNA reicht bereits für die Analyse aus. Diese Art der Entnahme ist natürlich wesentlich angenehmer und unkomplizierter als extra Blut beim Betreffenden zu entnehmen. Jede Blutentnahme ist mit einem Infektions- und Verletzungsrisiko behaftet. Eine Abstrichprobe kann dagegen ohne großen Aufwand und ohne jegliches Gesundheitsrisiko abgegeben werden.

Vor der Probenentnahme sollte Sie mindestens 30 Minuten lang weder essen, trinken noch rauchen. Auch Mundspülungen mit Wasser oder mit einer desinfizierenden Lösung sollten vor der Entnahme vermieden werden. So wird eine mögliche Beeinflussung des Analyseprozesses verhindert.

Was passiert mit der Probe?

Der MetaCheck-Berater versieht nun das Probe-Röhrchen mit einem Barcode. Ab diesem Moment weiß lediglich der Meta-Check-Berater, dass diese Probe von Ihnen stammt. Dadurch wird der Datenschutz gewährleistet, da CoGAP die entnommene DNA keinen persönlichen Daten, sondern nur dem Barcode zuordnen kann.

Die Probe wird ans Labor geschickt und dort analysiert. Bei der MetaCheck-Analyse kommen im Labor umfassende Verfahren zum Einsatz, um die DNA zu isolieren, zu vervielfältigen und zu typisieren. Die MetaCheck-Tests werden in Deutschland in medizinischen Laboren durchgeführt. Diese Labore arbeiten stets mit den höchsten Standards, auch was QMS (Qualitätsmanagementsysteme), DIN-Normen, gesetzliche Rahmenbedingungen und alle weiteren zertifizierbaren Qualitätsrichtlinien und Leitlinien angeht.

MetaCheck-Analyse und Ergebnis

Nach der Analyse werden die generierten genetischen Daten durch die Spezialisten von CoGAP mit den medizinischen Studiendatenbanken verglichen. Die Daten werden im Anschluss ausgewertet und Ihr persönlicher Meta-Typ und Sport-Typ ermittelt. Das MetaCheck-Analyseergebnis und Ihr individualisierter, Meta-Typ-gerechter Ernährungsplan werden an den MetaCheck-Berater geschickt. Beim Besprechungstermin erfahren Sie Ihren Meta-Typ und Ihren Sport-Typ, erhalten die beiden genannten Broschüren und können eventuelle Fragen mit Ihrem Meta Check-Berater besprechen.

Bei Bedarf bieten die meisten Meta Check-Berater auch eine weitergehende Betreuung an, beispielsweise indem Sie ein individuelles Trainingsprogramm mit Ihnen entwickeln und Sie bei der Umsetzung unterstützen oder Ihren Körperfettanteil genau mithilfe einer professionellen BIA-Messung bestimmen, wenn Sie das wünschen.

Es gibt 4 Meta-Typen und 2 Sportvarianten

Die Interaktionen der im MetaCheck analysierten Stoffwechselgene (Seite 38) und deren unterschiedliche Varianten können zu einer Vielzahl von individuellen genetischen Konstellationen führen. Mithilfe der komplexen Berechnung dieser Gene und deren Interaktionen miteinander im Rahmen der MetaCheck-Analyse lässt sich feststellen, ob Sie Kohlenhydrate, Proteine oder Fette gut oder schlecht verarbeiten bzw. daraus viel Energie gewinnen und diese schnell in Form von Körperfett abspeichern.

Die Gen-Diät MetaCheck hat sich bewährt

Wie effektiv ist der MetaCheck? Eine Vergleichsstudie an der Deutschen Sporthochschule Köln hat das bereits 2013 untersucht. Die Studienteilnehmer der MetaCheck-Gruppe konnten ihren BMI in sechs bis neun Monaten um durchschnittlich 2,3 Punkte verringern. In der Kontrollgruppe nahm der BMI dagegen nur um 0,4 Punkte ab. Auch der subjektive Gesundheitszustand der MetaCheck-Probanden verbesserte sich signifikant.

In einer weiteren Untersuchung wurden Ende 2015 MetaCheck-Anwender anonym befragt, wie erfolgreich und nachhaltig ihre Gewichtsreduktion war. Knapp 600 Anwender haben an der Studie teilgenommen:

- Die MetaCheck-Anwender konnten ihr Gewicht um 2,06 kg pro Monat reduzieren.
- Über 90 % der Teilnehmer konnten sogar nach ca. 2 Jahren ihr erzieltes Wunschgewicht noch halten, was die Nachhaltigkeit der Gen-Diät MetaCheck bestätigt.
- Nach der Ernährungsumstellung gemäß dem MetaCheck fühlten sich 87 % wohler als vorher.
- 92 % würden den MetaCheck Freunden oder Bekannten weiterempfehlen.

Die Empfehlung für die individuelle Zusammensetzung der Gesamtenergiezufuhr aus Makronährstoffen erhalten Sie nach der Durchführung der genetischen Stoffwechselanalyse in Ihrem MetaCheck-Analyseergebnis. In diesem Analyseergebnis wird alles detailliert und individuell beschrieben. Einen Überblick über die Charakteristika und Ernährungsempfehlungen für die vier Meta-Typen und die zwei Sportvarianten will ich Ihnen im Folgenden geben.

Alpha: der Protein-Typ

Der Meta-Typ »Alpha« verarbeitet zwar Proteine sehr gut, Fette und Kohlenhydrate jedoch weniger gut. Die optimale Ernährung für den Alpha-Typ sollte daher verhältnismäßig eher aus proteinreichen Nahrungsmitteln, wie z. B. Eiern, Fisch und Fleisch sowie Milchprodukten bestehen. Der Proteinanteil muss aber nicht unbedingt tierischer Natur sein, eiweißreiche pflanzliche Nahrungsmittel wie Lebensmittel aus Soja (Tofu, Sojajogurt etc.) oder Hülsenfrüchten (Nudeln aus Linsen) sind genauso geeignet. Beim Alpha-Typ werden eiweißreiche Nahrungsmittel, im Gegensatz zu fettreichen und kohlenhydrathaltigen Lebensmitteln besonders gut im Organismus verwertet. Das bedeutet, dass Proteine beim Alpha-Typ weniger stark in Körperfett umgewandelt werden, Fette und Kohlenhydrate werden hingegen bei der Verwertung schneller und stärker in Form von Körperfett gespeichert.

Beta: der Protein+Fett-Typ

Der Meta-Typ »Beta« verstoffwechselt neben Proteinen auch Fette überdurchschnittlich gut, jedoch Kohlenhydrate weniger gut. Aufgrund dessen sollte sich die Ernährung des Meta-Typ »Beta« eher aus eiweißhaltigen Nahrungsmitteln wie z. B. Eiern, Fisch,

Fleisch und Milchprodukten bzw. eiweißreichen pflanzlichen Nahrungsmitteln zusammensetzen. Die Verstoffwechslung derartiger Nahrungsmittel funktioniert bei diesem Meta-Typ besser, das heißt, Proteine werden weniger stark in Körperfett umgewandelt.

Zudem werden beim Meta-Typ »Beta« die mit der Nahrung aufgenommenen Fette nicht so schnell als Fettmasse im Körper gespeichert. Im Gegensatz dazu können bei dem Meta-Typ »Beta« Kohlenhydrate nur schlecht verstoffwechselt werden. Diese werden somit stärker in Körperfett umgewandelt und gespeichert.

Wollen Sie abnehmen und haben den Meta-Typ »Beta«, achten Sie auf eine kohlenhydratarme Kost bzw. auf eine LowCarb-Ernährung. Zusammenfassend sollten Beta-Typen den Anteil proteinreicher Nahrungsmittel erhöhen und den Anteil kohlenhydratreicher Nahrungsmittel verringern. Da Beta-Typen bei Aufnahme fetthaltiger Lebensmittel überdurchschnittlich wenig Fett in Körperfett umwandeln, müssen sie diese daher nicht übermäßig reduzieren. Gleichzeitig sollte aber von einem signifikant erhöhten Fettverzehr aufgrund der gesundheitsbedenklichen Risiken, wie z. B. eines erhöhten Cholesterinspiegels, abgesehen werden und v. a. auf die Aufnahme von gesunden Fetten geachtet werden.

Gamma: der Kohlenhydrat-Typ

Im Gegensatz zum Meta-Typ »Beta« verarbeitet der Meta-Typ »Gamma« Kohlenhydrate gut, Fette und Proteine jedoch schlecht. Auch ich bin ein Gamma-Typ! Idealerweise ernährt sich der Gamma-Typ dementsprechend eher von kohlenhydrathaltigen Nahrungsmitteln wie z. B. Kartoffeln, Nudeln und Reis. Denn die Verarbeitung derartiger Lebensmittel funktioniert bei diesem Meta-Typ besser als die Verwertung proteinreicher und fetthaltiger Nahrung. Allgemein lässt sich feststellen, dass Kohlenhydrate bei diesem Meta-Typen weniger stark in Körperfett umgewandelt werden.

Falls Gamma-Typen ihr Gewicht reduzieren möchten, sollte die Aufnahme fetthaltiger Lebensmittel deutlich verringert werden, da diese bei der Verarbeitung schneller bzw. stärker als Körperfett gespeichert werden. Da der Gamma-Typ zudem Proteine schlechter verwertet, ist eine Beschränkung der Energieaufnahme durch Proteine auf höchstens 25 % zu empfehlen. Es sollte keinesfalls vollständig auf Proteine verzichtet werden, da der hierdurch ausgelöste Proteinmangel gravierende Folgen in Form des Verlustes wichtiger Zellbestandteile und Muskelmasse haben könnte. Die Variante »Proteinshakes zum Abnehmen« ist für Gamma-Typen genau der falsche Weg.

Delta: der Kohlenhydrat+Fett-Typ

Der Meta-Typ »Delta« hingegen verwertet neben Kohlenhydraten ebenfalls Fette gut, jedoch Proteine weniger gut. Verhältnismäßig sollte daher die optimale Ernährung für den Delta-Typ eher aus kohlenhydrathaltigen Nahrungsmitteln wie z. B. Kartoffeln, Nudeln und Reis zusammengesetzt sein. Denn die Verstoffwechslung derartiger Nahrungsmittel verläuft bei diesem Meta-Typ gut. Kohlenhydrate werden beim Abbau der Nahrungsbestandteile weniger stark in Körperfett umgewandelt, als dies bei der

Verwertung proteinreicher Lebensmittel der Fall ist. Zudem werden beim Delta-Typ die mit der Nahrung aufgenommenen Fette weniger stark als Körperfett gespeichert.

Beim Anstreben einer Gewichtsreduktion ist für Delta-Typen eine mediterrane Küche geeignet. Eine Beschränkung der Energieaufnahme durch Proteine auf höchstens 25 % ist zwar zu empfehlen, jedoch sollte keinesfalls vollständig auf Proteine verzichtet werden. Da der Meta-Typ »Delta« zudem überdurchschnittlich wenig mit der Nahrung aufgenommenes Fett in Körperfett umwandelt, muss dieser Meta-Typ fetthaltige Nahrungsmittel nicht übermäßig reduzieren. Ein stark erhöhter Fettverzehr ist aber dennoch nicht zu empfehlen.

Sport-Typen: Ausdauer oder Schnellkraft?

Neben den gerade beschriebenen vier Meta-Typen zeichnet sich jeder Mensch noch durch eine von zwei verschiedenen stoffwechselbezogenen Sportvarianten aus. Diese werden ebenfalls vom MetaCheck erfasst. Bei der Sportvariante geht es nicht um effektive Trainingsmethoden zum Muskelaufbau, sondern darum, bei welcher körperlichen Aktivität mehr Kalorien verbraucht werden.

Wir unterscheiden die Ausdauervariante E (wie »Endurance«, engl. für Ausdauer), die sich durch einen höheren Kalorienverbrauch bei ausdauerbasierten Sportarten kennzeichnet, von der Schnellkraftvariante S (wie »Speed«, engl. für Schnellkraft), die durch einen größeren Kalorienverbrauch bei schnelligkeits-/ kraftbasierten Sportarten ausgezeichnet ist.

Die Stärke der Ausprägungen der unterschiedlichen Sportvarianten ist individuell unterschiedlich. Die Bestimmung des Sport-Typs bedeutet nicht, dass ausschließlich die empfohlene Sportvariante ausgeübt werden darf. Grundsätzlich verbrennt jede

Verteilung der Meta-Typen

Die unterschiedlichen Meta-Typen sind übrigens in der Bevölkerung relativ gleichmäßig verteilt. Es gibt ungefähr 30 % Alpha-Typen, 23 % Beta-Typen, 26 % Gamma-Typen und 21 % Delta-Typen. Das hat die Auswertung von mehr als 10 000 zufällig ausgewählten MetaCheck-Testergebnissen ergeben. Auch interessant: Es gibt keinen Zusammenhang zwischen dem Geschlecht und dem Meta-Typ. Es ist also nicht so, wie man vielleicht denken könnte, dass Männer, die ja oft sehr gern reichlich Fleisch essen, auch häufiger Alpha- oder Beta-Typen sind, die Proteine super verstoffwechseln. Frauen gehören genauso häufig zu diesen Protein-Typen wie Männer.

Es gibt auch keinen Zusammenhang zwischen dem BMI und bestimmten Typen, in dem Sinne, dass z. B. der Gamma-Typ eher zu viel Gewicht mit sich herumschleppt als der Alpha-Typ. Genauso wurde kein Zusammenhang zwischen einem bestimmten Meta-Typ und Übergewicht gefunden. Bei jedem Typ gibt es gleich viele Übergewichtige.

regelmäßige körperliche Aktivität Kalorien und erhöht den Grundumsatz, dennoch ist Bewegung mit der zum Sport-Typ passenden Sportart effektiver.

Falls Sie also kein Interesse an den empfohlenen Sportarten, der bei Ihnen genetisch bestimmten Sportvariante S oder E haben, sollten Sie natürlich lieber Ihren Lieblingssport weiter betreiben, statt aufzuhören, weil er nicht so viel Kalorien verbrennt. Oft lässt sich auch die Sportart umwandeln (z. B. von E zu S) bzw. anpassen, indem die Art der Ausübung verändert wird bzw. besonders kalorienverbrauchende Elemente hinzugenommen werden.

Wenn Sie beispielsweise mit ausdauerbasierten Sportarten wie dem Crosstrainer besser zurechtkommen, aber genetisch ein S-Typ sind, können Sie durch das Hinzuziehen eines Intervalltrainings die empfohlene Schnellkraft-Komponente in Ihr bevorzugtes Ausdauertraining integrieren und dieses somit effektiver für sich nutzen. Für den umgekehrten Fall, als E-Typ mit Präferenz zu schnellkraftbasierten Sportarten, kann ein Ausdauerkrafttraining effektiv genutzt werden.

Wenn Ihre Sportvariante stark ausgeprägt ist, machen sich aufgrund Ihrer genetischen Veranlagung die empfohlenen Arten körperlicher Aktivität besonders positiv bei der angestrebten Gewichtsreduktion bemerkbar. Hat Ihr Sport-Typ nur eine geringe Ausprägung, ist die Relevanz, welche Art von Sport Sie treiben, nicht so hoch.

Ausdauervariante: Typ E (Endurance)

Gehören Sie zu der Gruppe E – Ausdauer (Endurance) –, bedeutet dies, dass Wiederholungen gleicher Bewegungen einen erhöhten Kalorienverbrauch im Körper hervorrufen. So wirkt sich regelmäßiges Ausdauertraining wie Joggen, Nordic Walking, Radfahren, Schwimmen und Rudern bei Ihnen überdurchschnittlich effektiv aus,

Warum der Sport-Typ wichtig ist

Die Auswertung von mehr als 10 000 zufällig ausgewählten MetaCheck-Testergebnissen hat ergeben, dass die beiden Sporttypen unterschiedlich verteilt sind. Nur rund 37 % der Menschen entsprechen der Schnellkraft-Variante. Der Großteil der Menschen, nämlich 63 %, nimmt vor allem durch Ausdauersport gut ab, entspricht also dem Sport-Typ Endurance.
Die heute gängige Empfehlung, zum Abnehmen wenig Kohlenhydrate zu verzehren und Ausdauersport zu treiben, ist für die Mehrheit der Menschen kaum hilfreich. Denn nur 12 % der Anwender entsprechen dem Beta-Endurance-Typ: Wenn sich 100 Menschen an die Empfehlung halten, werden nur 12 davon tatsächlich erfolgreich sein; 88 mühen sich ab, ohne den erwarteten Erfolg erreichen zu können.
Auch spannend: Gamma- und Delta-Typen, die Kohlenhydrate gut verstoffwechseln, gehören häufig der Ausdauer-Variante an. Das sind evolutionär gesehen die Ackerbauern, die über Stunden auf ihren Feldern gearbeitet haben, aber nicht mehr dem Jagdwild hinterhersprinten mussten.

das heißt, diese Sportarten unterstützen Sie gut bei Ihrer Gewichtsabnahme. Das Ziel sollte hierbei ein Belastungsumfang von ca. 2- bis 3-mal je 45–60 Minuten pro Woche sein. Wie schnell Sie dieses Ziel erreichen können, hängt davon ab, ob und welchen Sport Sie bisher betrieben haben. Für jede Sportart und Bewegungsform gilt, dass man sich langsam an die neuartige Belastung herantastet und jeweils nur so lange und intensiv trainiert, dass der Körper zwar belastet, aber nicht überlastet wird. Beim Ausdauertraining sollte die Belastungsintensität höchstens bei 60–75% der maximalen Herzfrequenz liegen. Zur groben Bestimmung der maximalen Herzfrequenz kann die Faustformel »220 minus Lebensalter« herangezogen werden. Wenn Sie 50 Jahre alt sind, sollte Ihr Puls beim Training also nicht über 170 ansteigen. Verwenden Sie eine Pulsuhr, um Ihre Herzfrequenz im Blick zu behalten und die Intensität des Trainings zu kontrollieren. Bei einer Verbesserung der Ausdauerleistungsfähigkeit sollte dann zunächst die Belastungsdauer und später auch die Belastungsintensität gesteigert werden. Wenn Sie fitter werden, verlängern Sie also zunächst die Zeit und erst später auch die Anstrengung.

Schnellkraftvariante: Typ S (Speed)

Hat Ihr MetaCheck ergeben, dass Sie ein Schnellkraft-Typ sind, verbrauchen Sie im Training sowohl durch Kraft als auch durch Schnelligkeit vermehrt Kalorien. Bei Ihnen wirken sich schnelligkeits- bzw. schnellkraftbasierte Sportarten wie Fußball, Handball, Basketball, Sprinten, Kugelstoßen, Tennis, Squash überdurchschnittlich effektiv aus. Alle Sportarten, die einen schnellen Antritt bzw. kräftige Schläge oder Würfe mit den Armen erfordern, sind bei Ihnen echte Energiefresser. Schnellkraft ist die Fähigkeit des Muskels, in möglichst kurzer Zeit eine möglichst große Spannung zu erzeugen und den eigenen Körper oder ein Gerät mit hoher Geschwindigkeit zu bewegen bzw. Widerstände mit höchstmöglicher Kontraktionsgeschwindigkeit zu überwinden.

Wenn Sie laut MetaCheck ein S-Typ sind, heißt das nicht, dass Ihnen die genannten Sportarten mehr Spaß machen oder diese körperlich besonders geeignet für Sie sind. Die Aussage bezieht sich tatsächlich nur auf den Kalorienverbrauch beim Ausüben dieser Sportarten. Auch ein S-Typ sollte lieber beim Ausdauertraining bleiben, wenn eine gelenkschonende Sportart für ihn besser ist. Aber auch beim Ausdauersport kann man sich leicht an der Kraft orientieren und ein Ausdauerkrafttraining absolvieren. Schnellkraftsportarten sind nur dann empfehlenswert, wenn das Übergewicht nicht zu ausgeprägt ist, eine gute Grundfitness besteht und die Gelenke gesund und belastbar sind.

Schonender Einstieg in den Sport

Wenn Sie stark übergewichtig sind, lange keinen Sport mehr gemacht haben oder körperliche Gebrechen haben, beginnen Sie Ihr körperliches Training unabhängig vom Sport-Typ mit einer gelenkschonenden Sportart. Nordic Walking und Trainingsmethoden im Wasser wie Aqua-Fitness, Aqua-Jogging und Schwimmen sind hier gut geeignet. Erst wenn sich Ihre Fitness verbessert hat und das Gewicht gesunken ist, können Sie Ihr Training steigern und an Ihren Sport-Typ anpassen.

Kalorienverbrauch bei 15 Minuten moderater Belastung

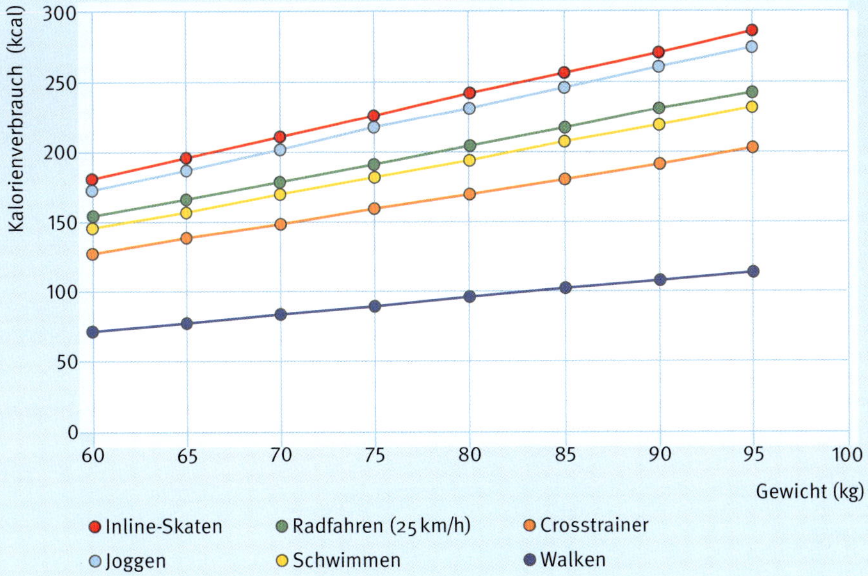

Ausdauer-Typ: Was bringt eine Viertelstunde Ausdauersport?

Schnellkraft-Typ: So viele Kalorien verbrauchen verschiedene Kraftsportarten.

Kalorienverbrauch bei 15 Minuten moderater Belastung

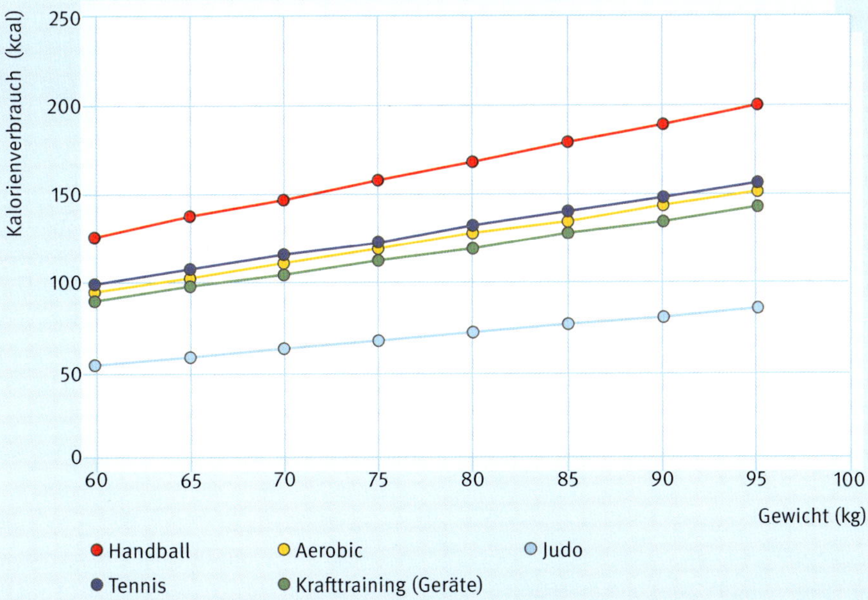

FAQ: Häufige Fragen zum MetaCheck

Die Möglichkeit, unsere Stoffwechselgene zu analysieren, haben wir erst, seitdem das menschliche Erbgut entschlüsselt und der MetaCheck entwickelt wurde. Für viele sind Gentests Neuland.

Wo kann ich den MetaCheck durchführen? Der MetaCheck kann bei jedem Berater durchgeführt werden, der in unserer Beratersuche (www.cogap.de) aufgeführt ist, da wir nur mit qualifizierten Beratern zusammenarbeiten. Sollte in Ihrer unmittelbaren Umgebung kein MetaCheck-Berater sein, ist das ebenfalls kein Problem. In diesem Fall können Sie jederzeit mit CoGAP direkt Kontakt aufnehmen!

Kann es sein, dass durch die MetaCheck-Analyse Erbkrankheiten zutage treten? Nein. Es werden nur die Stoffwechselgene (Seite 38) analysiert, die für die Bestimmung des Meta-Typs erforderlich sind. Weitergehende Untersuchungen finden nicht statt. Die MetaCheck-Analyse trifft daher keine Aussage über Krankheiten und lässt auch keine Rückschlüsse auf Verwandtschaftsverhältnisse zu.

Wie sicher ist der MetaCheck? Der MetaCheck ist in jeder Hinsicht eine sichere Methode. Die Probenentnahme birgt keinerlei Gefahr. Die Probe selbst wird mit einem Barcode versehen zum Analyselabor verschickt. Ihr Name ist nur dem MetaCheck-Berater bekannt, aber nicht dem Analyselabor. Das Probenmaterial wird nach der Stoffwechselanalyse vernichtet!

Wie oft muss ich die genetische Stoffwechselanalyse machen? Nur einmal, denn der Stoffwechsel basiert auf Ihrer individuellen genetischen Veranlagung und diese verändert sich im Laufe Ihres Lebens nicht mehr. Daher würde sich auch an dem Ergebnis nichts ändern, wenn Sie den MetaCheck in einigen Jahren wiederholen würden. Ihr genetisches Stoffwechselanalyseergebnis bleibt identisch, da sich Ihre Gene nicht verändern.

Kann ich den MetaCheck auch während der Schwangerschaft durchführen? Der MetaCheck ist völlig ungefährlich und kann daher ohne Bedenken auch während der Schwangerschaft durchgeführt werden. Was eine für Sie optimale Ernährung während der Schwangerschaft betrifft, sollten Sie jedoch einen Arzt oder Ernährungsberater konsultieren, da außer der genetischen Stoffwechselveranlagung weitere Faktoren (z. B. Folsäure- oder Eisenmangel) eine wichtige Rolle spielen und der Beginn einer Diät während der Schwangerschaft nicht empfehlenswert ist.

Ist die Gen-Diät MetaCheck das Gleiche wie »Metabolic Balance«? Nein, die Gen-Diät MetaCheck und das Stoffwechselprogramm »Metabolic Balance« sind jeweils vollkommen eigenständige Methoden, die weder bei der Entwicklung des Verfahrens noch bei der Durchführung Berührungspunkte aufweisen. Die Ähnlichkeit besteht darin, dass es bei beiden Ansätzen um eine individuelle Ernährungsumstellung und die Funktionsweisen des eigenen Stoffwechsels geht. Auch die Ziele beider Methoden sind vergleichbar: Sich so zu ernähren, dass man langfristig gesund bleibt oder wird und vorhandenes Übergewicht abbauen kann. Doch die Wege, wie diese Ziele erreicht werden sollen, differieren stark. Bei »Metabolic Balance« werden bestimmte Blutwerte erhoben, um Erkrankungen oder Nährstoffdefizite zu erkennen. Beim MetaCheck werden dagegen mittels Wangenschleimhautabstrich der im Erbgut verankerte individuelle Meta-Typ und der Sport-Typ erkannt. Das ist nur möglich, indem die entsprechenden Gene untersucht und das Ergebnis mit dem MetaCheck-Algorithmus analysiert werden. Da sich die Gene im Laufe des Lebens nicht mehr verändern, muss der MetaCheck auch nur einmal durchgeführt werden. Die Gen-Diät MetaCheck ist daher einzigartig und lässt sich nicht kopieren oder mit anderen Methoden nachahmen.

Welche Regelungen gelten für den MetaCheck? Der MetaCheck ist eine sogenannte nutrigenetische Untersuchung und gehört zur Gruppe der Lifestyle-Untersuchungen. Er unterliegt nicht dem Gendiagnostikgesetz (GenDG). Dennoch wird der MetaCheck nicht im »rechtsfreien Raum« durchgeführt. Es gelten vielmehr die allgemeinen Vorschriften zu Datenschutz, Persönlichkeitsrechten und medizinischen Behandlungen, soweit Letztere unter Zuhilfenahme des MetaChecks durchgeführt werden. Über die gesetzlichen Verpflichtungen hinaus wird der MetaCheck jedoch dort, wo es sinnvoll erscheint, in Anlehnung an die Regelungen des GenDG durchgeführt. So erfolgt die Analyse nur nach Abgabe einer schriftlichen Einwilligungserklärung des Probanden sowie ausschließlich über qualifizierte MetaCheck-Berater und in Verbindung mit einer aufklärenden Beratung vor Ort. Die Proben werden zudem in medizinischen Standards entsprechenden Laboratorien analysiert und in anonymisierter Form ausgewertet.

Dadurch wird eine qualifizierte Aufklärung und Beratung des Einzelnen bei höchstmöglichem Schutz der Persönlichkeitsrechte im Rahmen des MetaChecks gewährleistet.

Wie viel kostet mich der MetaCheck? Die genetische Stoffwechselanalyse MetaCheck wird Ihnen über verschiedene qualifizierte MetaCheck-Berater (Ärzte, Ernährungsberater, Apotheker, Trainer) zur Verfügung gestellt. Die Kosten für die MetaCheck-Analyse hängen daher auch von Art und Umfang der Beratungsleistungen ab und liegen in Deutschland bei ca. 330 Euro. Bitte fragen Sie daher am besten vorab Ihren MetaCheck-Berater nach Umfang und genauem Preis der Analyse.

Ich bin Diabetiker, kann ich die Gen-Diät MetaCheck dennoch durchführen? Grundsätzlich können Menschen mit Diabetes Typ 2 mit den gleichen Methoden abnehmen, wie Menschen, die nicht von der Erkrankung betroffen sind. Wenn Sie die Gen-Diät MetaCheck als Diabetiker durchführen möchten, sollte dieses Vorhaben und die damit verbundene Ernährungsumstellung allerdings zunächst mit Ihrem behandelnden Arzt besprochen werden.

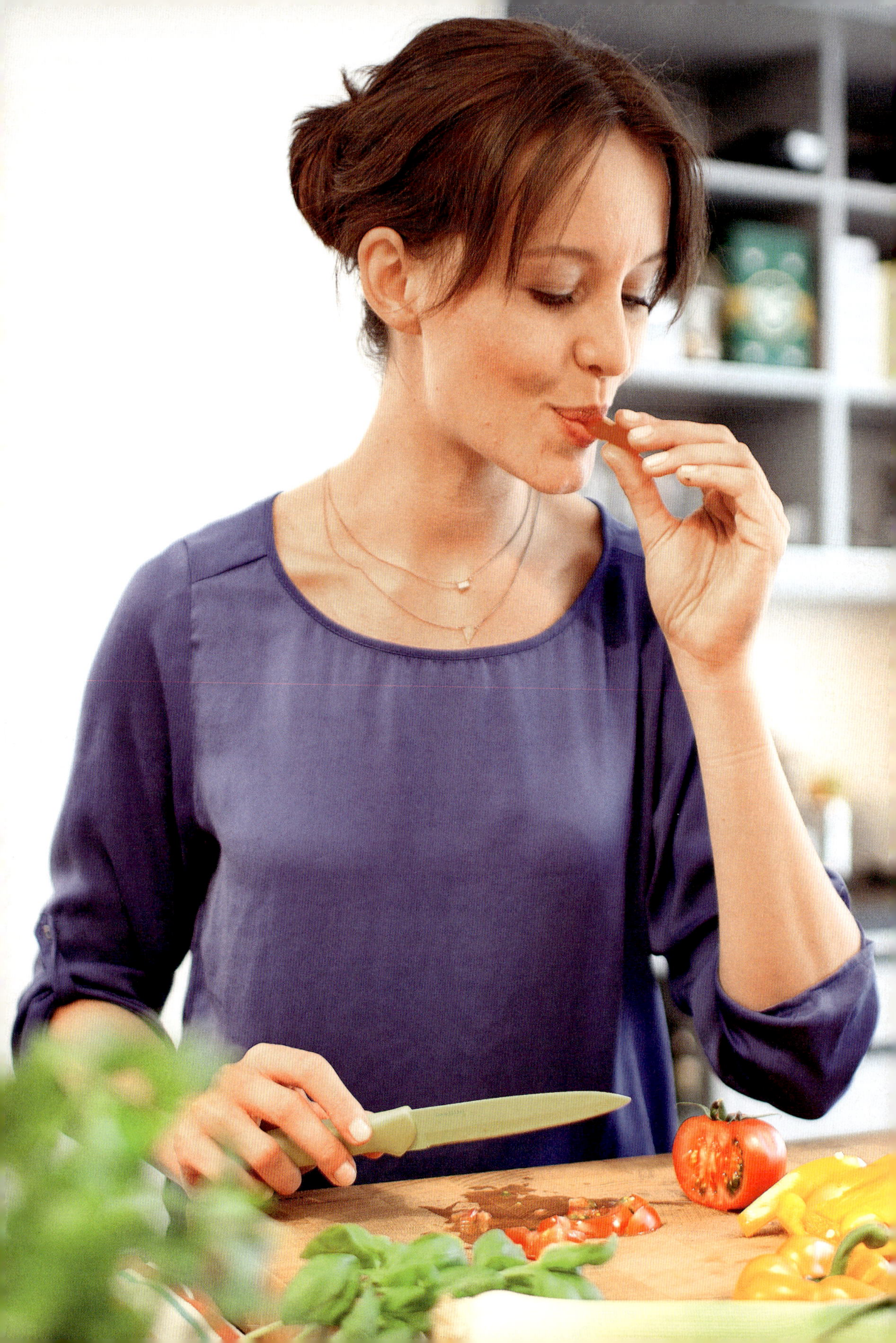

Meta-Typ-gerechte Ernährung

Meta-Typ-gerechte Ernährung ermöglicht eine gezielte Gewichtsabnahme, weil jeder Typ seine individuellen Dickmacher kennt und leicht vermeiden kann.

Effektiv und nachhaltig abnehmen

Durch die genetische Stoffwechselanalyse MetaCheck kennen Sie Ihren Meta-Typ. Welche Ernährung brauchen die einzelnen Meta-Typen, um gesund und nachhaltig abzunehmen?

Der Meta-Typ verrät Ihnen, wie effektiv Ihr Körper die verschiedenen Makronährstoffe verarbeitet. Mit diesem Wissen können Sie sich endlich die ideale Ernährung zusammenstellen, mit der Sie Ihre überflüssigen Pfunde loswerden und das gewünschte Gewicht langfristig halten können. Ihr Meta-Typ gibt Ihnen klare Kriterien an die Hand, welche Diät-Formen für Sie persönlich geeignet sind und welche nicht.

Beispielsweise ist LowCarb ein Trend, doch nur 23% der Menschen sind Beta-Typen, für die diese Diätform tatsächlich passend ist. Ärgerlich für all diejenigen, die sich mit LowCarb vergeblich abmühen. Übrigens gibt es keinen Zusammenhang zwischen Meta-Typen und Übergewicht, in dem Sinne, dass ein bestimmter Typ eher zu Übergewicht neigt als ein anderer. Die Gene bestimmen, welcher Typ man ist. Jeder Mensch kann erfolgreich abnehmen und das Gewicht halten, wenn er sich seinem Meta-Typ gemäß ernährt. Wenn das keine gute Nachricht ist!

Allerdings hat damit auch die oft gehörte Ausrede von Übergewichtigen, »ich bin eben ein guter Futterverwerter und kann deshalb einfach nicht abnehmen«, ihre Berechtigung verloren. Wie wir heute wissen, nehmen einige Menschen vor allem bei reichlichem Verzehr von Kohlenhydraten zu und andere beim für sie zu üppigen Konsum von Proteinen (Eiweißen).

In der Tabelle auf Seite 58 werden die unterschiedlichen Meta-Typen sowie die empfohlene und die optionale Diät-Art aufgezeigt.

Ausgewogen ernähren

Die Gen-Diät MetaCheck achtet bei allen Meta-Typen auf eine ausgewogene Ernährung. Deshalb funktioniert sie nicht nur gut, sondern ist auch gesund. Die Gen-Diät MetaCheck ist eine ernährungsphysiologisch sinnvolle Ernährung. Alle vier Meta-Typen werden auch während der Abnehmphase mit ausreichend Ballaststoffen, Proteinen, Vitaminen und Mineralstoffen versorgt. Uns geht es um ein gesundes Abnehmen. Bei vielen anderen Diäten wird darauf nicht genügend geachtet. Wird zu extrem auf Fett verzichtet (LowFat), kann es zu Problemen bei der Versorgung mit fettlöslichen Vitaminen kommen. Bei extremen LowCarb bzw. NoCarb-Diäten können nicht ausreichend Ballaststoffe verzehrt werden, was die Darmschleimhaut langfristig schädigt. Um sich gesund zu ernähren, sollte man täglich mindestens die von der Deutschen Gesellschaft für Ernährung (DGE) empfohlene Menge von 30 g Ballaststoffen zu sich nehmen. Wenn ich in diesem Buch von LowCarb spreche, meine ich daher immer eine gemäßigte Form, bei der täglich mindestens 30 % der Energie in Form von Kohlenhydraten auf dem Plan stehen. Generell sollte der Kohlenhydratanteil in der Ernährung nicht unter 10 % des Energiebedarfs liegen. Bei der Gen-Diät MetaCheck besteht nicht die Gefahr – wie bei anderen Ernährungsformen zur Gewichtsreduktion –, dass es zu negativen gesundheitlichen Effekten kommt.

Wie viel wollen Sie abnehmen?

Der erste Impuls ist sicherlich, sofort Ihre Traumfigur bzw. Idealmaße anzustreben. Falls Sie nur 2–3 kg davon entfernt sind, ist das natürlich auch realistisch und gar kein Problem. Sollten Sie dagegen erhebliches Übergewicht schon jahrelang mit sich herumtragen, ist es sinnvoller, auch das Abnehmen als ein langfristiges Projekt anzusehen.

- Auch wenn Ihr Übergewicht bereits zu gesundheitlichen Problemen geführt hat, werden die Anti-Gewichtsverlust-Mechanismen (Seite 20) bestrebt sein, das Gewicht zu halten. Diese körperlichen Prozesse lassen sich nur langsam und auf lange Sicht normalisieren.
- Extremdiäten würden Ihrer Gesundheit schaden und sollten unabhängig vom Meta-Typ vermieden werden. Verzichten Sie also keinesfalls komplett auf Proteine, Kohlenhydrate oder Fette. Die Meta-Typ-gerechte Ernährung ist gesund und langfristig effektiv.
- Setzen Sie sich beim Abnehmen kleine und damit realistische Ziele. Eine Gewichtsreduktion von ca. 500 g pro Woche ist gesund und empfehlenswert.
- Es kann auch sinnvoll sein, wenn Sie das erste Zwischenziel erreicht haben, für eine Zeit dieses Gewicht zu halten, bevor Sie die nächste Abnehmphase einläuten. Das gibt Ihnen eine Verschnaufpause und der Körper kann sich an das neue Gewicht besser gewöhnen. Dadurch wirken Sie auch den Anti-Gewichtsverlust-Mechanismen entgegen.

- Belohnen Sie sich für das Erreichen einzelner Ziele. Etwa mit einem neuen Kleidungsstück, einer wohltuenden Massage oder einem Kurzurlaub. So bleibt die Motivation für zukünftige Etappen erhalten.

Beim Wiegen sollten immer vergleichbare Rahmenbedingungen eingehalten werden. Das heißt, wiegen Sie sich immer zur gleichen Uhrzeit, z.B. morgens nach dem Duschen, noch unbekleidet und auf derselben Waage.

Wie hoch ist Ihr Energiebedarf?

Um erfolgreich abzunehmen, gilt es nicht nur, sich Meta-Typ-gerecht zu ernähren, sondern natürlich auch, die richtige Kalorienmenge aus den richtigen Quellen zu sich zunehmen. Hierfür sind der Grundumsatz und die körperliche Aktivität entscheidend. Man kann den persönlichen Kalorienverbrauch im Ruhezustand exakt feststellen lassen, indem eine Messung des Grundumsatzes durchgeführt wird. Diese und weitere Körpermessungen werden oftmals in speziellen Institutionen (z.B. in Gesundheits- und Therapiezentren) angeboten.

In der Regel ist so eine exakte Bestimmung aber gar nicht erforderlich, sondern es reicht völlig aus, den Grundumsatz aus entsprechenden Tabellen näherungsweise zu entnehmen, ihn mit entsprechenden Formeln zu berechnen bzw. berechnen zu lassen. Natürlich erhalten Sie mit Ihrem Meta-Check-Analyseergebnis auch eine Angabe zu Ihrem Grundumsatz. Sie können den Grundumsatz auch auf unserem Ernährungsportal berechnen lassen (www.cogap.de).

Grundumsatz

Der Grundumsatz bezeichnet die Energie, die der Körper am frühen Morgen nach ausreichender Nachtruhe in nüchternem Zustand (12 Stunden nach Nahrungsaufnahme) in völliger Ruhe verbraucht. Der Grundumsatz gibt also unseren Basisenergiebedarf an; die Energie, die der Körper allein für die Erhaltung lebensnotwendiger Funktionen wie Herzschlag und Atmung verbraucht. Die Höhe des Grundumsatzes ist u.a. von Alter,

Die vier Meta-Typen und ihre jeweils empfohlene Diät-Art

Meta-Typ	Symbol	Diät-Art	optional	Kohlenhydrate	Proteine	Fette
Alpha	α	LowCarb	LowFat	30 %	50 %	20 %
Beta	β	LowCarb	–	30 %	40 %	30 %
Gamma	γ	LowProtein	LowFat	60 %	20 %	20 %
Delta	δ	LowProtein	–	55 %	15 %	30 %

Mittlerer Grundumsatz (kcal) bei Frauen

Alter (Jahre)	bei 50 kg		bei 60 kg		bei 70 kg		bei 80 kg	
	Größe 1,65 m	Größe 1,75 m	Größe 1,65 m	Größe 1,75 m	Größe 1,65 m	Größe 1,75 m	Größe 1,65 m	Größe 1,75 m
20	1338	1356	1434	1452	1530	1548	1626	1644
30	1291	1309	1387	1405	1483	1501	1579	1597
40	1244	1262	1340	1358	1436	1454	1532	1550
50	1197	1215	1293	1311	1389	1407	1485	1503
60	1150	1168	1246	1264	1342	1360	1438	1456

Mittlerer Grundumsatz (kcal) bei Männern

Alter (Jahre)	bei 70 kg		bei 80 kg		bei 90 kg		bei 100 kg	
	Größe 1,75 m	Größe 1,85 m	Größe 1,75 m	Größe 1,85 m	Größe 1,75 m	Größe 1,85 m	Größe 1,75 m	Größe 1,85 m
20	1765	1815	1902	1952	2039	2089	2176	2226
30	1697	1747	1834	1884	1971	2021	2108	2158
40	1629	1679	1766	1816	1903	1953	2040	2090
50	1561	1611	1698	1748	1835	1885	1972	2022
60	1493	1543	1630	1680	1767	1817	1904	1954

Geschlecht und Körpergewicht abhängig. Die Tabelle gibt dafür einige Beispiele, die erkennen lassen, dass Männer einen höheren Grundumsatz als Frauen haben, weil sie im Allgemeinen eine größere Muskelmasse haben, die auch im Ruhezustand mehr Energie verbraucht. Erkennbar ist auch die Abnahme des Grundumsatzes mit dem Alter, was sich auch auf eine verringerte Muskelmasse, aber auch eine allgemeine Stoffwechselverlangsamung zurückführen lässt.

Leistungsumsatz

Die zweite wichtige Größe bei der Bestimmung des Energiebedarfs ist der sogenannte Leistungsumsatz. Damit wird im Gegensatz zum Grundumsatz die Energie bezeichnet, die bei körperlicher Betätigung verbraucht wird. Der Leistungsumsatz wird mithilfe der sogenannten PAL-Werte bestimmt (PAL steht für engl. »Physical Activity Level«).

Abhängig von der körperlichen Belastung eines Menschen im Laufe des Tages variiert der PAL-Wert zwischen 0,95 (Schlaf) und 2,4 (körperliche Schwerstarbeit). Der PAL-Wert für ausschließlich sitzende Personen mit wenigen oder keinen anstrengenden Freizeitaktivitäten, wie etwa Büroangestellte, beträgt beispielsweise zwischen 1,4 und 1,5.

Aktivitätsabhängiger Leistungsumsatz

Schwere der Arbeit und Freizeitaktivität	PAL	Beispiele
Ausschließlich sitzende oder liegende Tätigkeit	1,2	alte, gebrechliche Menschen
Ausschließlich sitzende Tätigkeit mit wenig oder keiner anstrengenden Freizeitaktivität	1,4–1,5	Büroangestellte, Feinmechaniker
Sitzende Tätigkeit, zeitweilig auch zusätzlicher Energieaufwand für gehende oder stehende Tätigkeiten	1,6–1,7	Laboranten, Kraftfahrer, Studierende, Fließbandarbeiter
Gehende oder stehende Tätigkeit	1,8–1,9	Hausfrauen, Verkäufer, Kellner, Mechaniker, Handwerker
Körperlich anstrengende berufliche Tätigkeit	2,0–2,4	Bauarbeiter, Landwirte, Bergarbeiter, Leistungssportler

Diese beiden Größen, der Grundumsatz und der Leistungsumsatz, bestimmen unseren Energiebedarf. Um Ihren Energiebedarf – also den Gesamtkalorienbedarf pro Tag – zu ermitteln multiplizieren Sie einfach Ihren Grundumsatz mit dem für Sie zutreffenden PAL-Wert.

Angenommen, Sie sind eine 40-jährige Frau mit einem Bürojob und keiner anstrengenden Freizeitaktivität, wiegen 80 kg und sind 1,75 m groß, dann würde sich aus Ihrem Grundumsatz von rund 1550 kcal multipliziert mit dem entsprechenden PAL-Wert von 1,4 ein täglicher Kalorienbedarf von 2170 kcal ergeben. Die richtige Berechnung des täglichen Kalorienbedarfs ist für eine erfolgreiche Gewichtsreduktion sehr wichtig. Um abzunehmen, müssten Sie also weniger als 2170 kcal pro Tag verzehren, damit sich eine negative Energiebilanz ergibt.

Von Ihrem tatsächlichen Energiebedarf sollten Sie ca. 500 kcal abziehen, um auf die Energiemenge zu kommen, mit der Sie leicht abnehmen. An diesem Wert können Sie sich orientieren, wenn Sie Ihre Mahlzeiten und die Zutaten selbst zusammenstellen. Wenn Sie nach dem 4-Wochen-Start-Plan vorgehen, den Sie mit Ihrem MetaCheck-Analyseergebnis erhalten, brauchen Sie nichts zu berechnen. Jedoch einfach nur Kalorien zu zählen, bringt auch nichts, denn genauso wie die Quantität ist auch die Qualität, also die Herkunft der Kalorien (Kohlenhydrate, Fette, Proteine) wichtig.

Die ersten 4 Wochen

Nachdem Sie den MetaCheck gemacht haben, erhalten Sie neben dem ausführlichen Analyseergebnis auch eine Anleitung für das 4-Wochen-Start-Programm. Hierin sind vier individuell für Sie erstellte Wochenpläne enthalten, mit denen die ersten Kilos ganz leicht purzeln werden. Beispielhafte Pläne finden Sie auch hier im Buch bei der Beschreibung der Meta-Typ-gerechten Ernährung. In den Wochenplänen werden einfache Mengenangaben gemacht wie 2 Scheiben Brot oder 1 Portion mageres Fleisch. Welches Brot bzw. Fleisch Sie verwenden, ist natürlich Ihren Vorlieben

MetaShake als Mahlzeitenersatz

Der MetaShake ist ein Meta-Typ-gerechter und einzigartiger Mahlzeitenersatz, der Ihre individuelle genetische Veranlagung berücksichtigt. Für jeden der vier Meta-Typen – Alpha, Beta, Gamma und Delta – gibt es einen genau passenden Mahlzeitenersatz. Die MetaShakes wurden in Deutschland entwickelt und werden auch hier produziert. Der MetaShake stellt in stressigen Situationen als auch für unterwegs eine hervorragende Alternative zu Meta-Typ-gerechten Mahlzeiten dar.
Um Ihr Gewicht zu reduzieren, können Sie am Tag zwei komplette Mahlzeiten mit dem zu Ihrem Meta-Typ passenden MetaShake ersetzen. Um Ihr Gewicht zu halten, können Sie täglich eine Mahlzeit ersetzen. Der MetaShake, mit echter Vanille, kommt ohne Zusatzstoffe aus und ist zudem laktosefrei, glutenfrei und für Vegetarier geeignet. Der Shake sorgt mit einem hohen Ballaststoffgehalt (Glucomanane) für eine lange Sättigung und enthält alle notwendigen Vitamine, Mineralien und Nährstoffe, die dem Körper im Rahmen einer ausgewogenen und Meta-Typ-gerechten Ernährung zugeführt werden sollten.
Ihre Bestellung erfolgt ganz einfach und unkompliziert über unseren Online-Shop unter Angabe Ihres Meta-Typs. Weitere Infos zum MetaShake finden Sie unter www.metashake.de und www.cogap.de.

überlassen und hängt auch von der saisonalen Verfügbarkeit ab. Vorschläge für Meta-Typ-gerechte Lebensmittel finden Sie in Ihrer Auswertung. Eine Portion entspricht einer Handvoll, bei Fleisch und Fisch der Größe Ihres Handtellers.

Die Mahlzeiten dürfen Sie nach Belieben mit Pfeffer, Kräutern, Ingwer, Paprikapulver oder anderen Gewürzen abschmecken. Achten Sie aber darauf, dass es keine Gewürzmischungen sind, die versteckten Zucker enthalten (siehe Zutatenliste). Zwiebeln und Knoblauch sind in gebräuchlichen Mengen sehr kalorienarm und dürfen bedenkenlos zum Kochen verwendet werden. Auch Essig und Gemüsebrühe enthalten kaum Kalorien und können natürlich zur Zubereitung genommen werden. Salz sollte nur in geringen Mengen Verwendung finden. Bei allen kalorienhaltigen Zutaten bitte tatsächlich genau an die Angaben im Wochenplan halten. Wenn dort also 1 Teelöffel Öl erlaubt ist, könnten Sie beispielsweise ein Essig-Öl-Dressing mit frischen Kräutern zubereiten. Trinken Sie zudem über den Tag verteilt mindestens 2 Liter Flüssigkeit (Wasser oder ungesüßten Tee).

Wenn Sie es mal eilig haben und keine Meta-Typ-gerechte Mahlzeit zubereiten wollen, Sie unterwegs essen müssen oder um Ihr Abnehmen zu unterstützen, können Sie eine oder zwei der täglichen Hauptmahlzeiten durch einen MetaShake ersetzen (siehe Kasten).

Für alle, die lieber nach Rezept kochen, gibt es den MetaCheck-Genussplan sowie die Möglichkeit, sich individuell passende Rezepte vom CoGAP-Ernährungsportal erstellen zu lassen.

Der MetaCheck-Genussplan

Der MetaCheck-Genussplan ist eine optimale Ergänzung zu einer Meta-Typ-gerechten Ernährung und eignet sich gut für den Start der Ernährungsumstellung für alle, die das Kochen genießen. Dieses Kochbuch beinhaltet mehr als 90 bebilderte, leckere und gesunde Rezepte, die auf der Grundlage individueller Daten wie Ziel, Alter, Geschlecht, Kalorienbedarf und Meta-Typ erstellt werden. Dabei ist jeder MetaCheck-Genussplan einzigartig und bietet einen genau angepassten Ernährungsplan für 31 Tage. Nach einer erfolgreichen Gewichtsreduktion kann man einen neuen individuellen MetaCheck-Genussplan mit weiteren leckeren Rezepten erhalten.

Der Genussplan ist nach dem 3-Mahlzeiten-Prinzip aufgebaut und beinhaltet für jeden Tag abwechslungsreiche Meta-Typ-gerechte Rezepte für Frühstück, Mittag- und Abendessen. Die Rezepte sind eine bunte Mischung aus traditionellen, gutbürgerlichen Gerichten wie beispielsweise Wirsingeintopf oder Apfelpfannkuchen, und internationaler Küche mit italienischen, griechischen oder asiatischen Gerichten.

Die Zusammensetzung der Rezepte passt sich innerhalb der 31 Tage an, sodass der Körper langsam an die Umstellung zur Erhaltung des neuen Gewichts herangeführt wird und der Jo-Jo-Effekt so verhindert werden kann. Innerhalb eines Tages kann die Reihenfolge der drei Gerichte nach Belieben verändert werden, sodass eine möglichst flexible Planung möglich ist.

Keine zwei Genusspläne sind gleich – jeder Plan wird immer individuell erstellt!

Das CoGAP-Ernährungsportal

Über den Link www.cogap.de gelangen Sie auf das CoGAP-Ernährungsportal. Hier können Sie sich Rezeptvorschläge und Ernährungspläne erstellen lassen, die für Ihre Meta-Typ-gerechte Ernährung konzipiert sind. Um individuell für Sie passende Vorschläge zu erhalten, tragen Sie dazu Ihren Meta-Typ und die individuelle Verteilung der Makronährstoffe – aus Ihrem Analyseergebnis – in die entsprechenden Felder ein. Geben Sie dann noch Ihr Geschlecht, Ihr Alter, Ihre Körpergröße, Ihr Gewicht und Ihre körperliche Aktivität an. Falls Sie Ihren Grundumsatz schon kennen, können Sie ihn dort auch eintragen, falls nicht, wird er berechnet.

Anschließend finden Sie Ihren Gesamtkalorienbedarf sowie Ihren Bedarf an Kohlenhydraten, Proteinen und Fetten. Zudem ersehen Sie Ihren BMI und erhalten Ernährungs-Tipps. Um zu den individualisierten Rezeptvorschlägen bzw. Ihrem persönlichen Ernährungsplan zu gelangen, müssen Sie noch angeben, ob Sie

- Ihr Gewicht halten wollen,
- 0,5 kg pro Woche abnehmen möchten oder
- 1 kg pro Woche Gewicht verlieren wollen.

Der so generierte Ernährungsplan enthält jeweils vier Vorschläge für Frühstück, Mittagessen und Abendessen. Einen ersten entsprechend erstellten Ernährungsplan finden Sie auch in Ihrem Analyseergebnis. Weitere Rezepte erhalten Sie wie oben beschrieben im kostenfreien CoGAP-Ernährungsportal.

Allergien und Lebensmittelunverträglichkeiten

Allergiker sollten selbstverständlich auf allergieauslösende Lebensmittel verzichten. Auf welche Lebensmittel man allergisch reagiert, findet man am besten über einen Allergietest beim Allergologen heraus.

Der bei der Laktoseintoleranz (Milchzuckerunverträglichkeit) teilweise oder vollständige Verzicht auf laktosehaltige Lebensmittel, darunter vorwiegend Milch und Milchprodukte, hat häufig auch eine Unterversorgung mit Kalzium zur Folge. Was die Betroffenen meist nicht wissen, ist, dass sie dennoch Milchprodukte wie Käse und Joghurt oft gut vertragen, da die darin enthaltene Laktose nicht mehr in ihrer ursprünglichen Form vorliegt. Einem Kalziummangel kann zudem durch die Aufnahme von kalziumhaltigem Mineralwasser vorgebeugt werden.

Besteht bei Ihnen eine Zöliakie, ist der vollständige Verzicht auf glutenhaltige Getreideprodukte unerlässlich, da durch die Zufuhr glutenhaltiger Getreidesorten (Weizen, Roggen, Dinkel, Gerste und Grünkern) die Darmschleimhaut zerstört wird. Dadurch ist die Aufnahme von Nährstoffen nicht mehr oder nur noch in sehr eingeschränktem Maße möglich. Ein vollständiger Verzicht auf Brot ist jedoch nicht erforderlich, da es mittlerweile Reis- und Maisbrote gibt, die kein Gluten enthalten.

Wenn Sie lediglich Gluten in größeren Mengen oder andere Getreidebestandteile nicht vertragen, ist selbstverständlich auch im Rahmen der Gen-Diät MetaCheck eine angepasste Ernährungsweise möglich und sinnvoll. Unabhängig von bestehenden Allergien und Lebensmittelunverträglichkeiten, sagt Ihnen der MetaCheck stets, welche Makronährstoffe Sie gut oder schlecht verstoffwechseln und bietet Ihnen somit die Grundlage und eine Art Vogelperspektive an. Einzelne Bestandteile der Meta-Typ-gerechten Rezepte können bei Allergien und Unverträglichkeiten mithilfe der Austauschtabelle im CoGAP-Ernährungsportal ersetzt werden.

Im Zweifel den Arzt oder MetaCheck-Berater fragen

Wenn bei Ihnen eine Erkrankung vorliegt, die sich auch auf den Stoffwechsel auswirkt und/oder ärztlich behandelt wird, sprechen Sie bitte mit Ihrem behandelnden Arzt, bevor Sie mit der Gen-Diät MetaCheck beginnen. Eventuell müssen die Ernährungspläne oder Ihre Medikamente entsprechend angepasst werden. Beispiele sind Diabetes mellitus Typ 1 und 2, Schilddrüsenstörungen etc.

Denken Sie auch an die Bewegung

Sportliche Aktivität hilft beim Abnehmen, jedoch sollten Sie diese schon aus gesundheitlichen Gründen nicht bis zur völligen Erschöpfung und Kraftlosigkeit treiben. Machen Sie so viel Sport, dass Sie sagen können: »Das war schön und ich mache es gerne morgen wieder.« Sportliche Aktivität hilft Ihnen nicht nur bei der direkten Kalorienverbrennung, sondern erhöht auch Ihren Grundumsatz, das heißt den Kalorienverbrauch im Ruhezustand, wenn Sie regelmäßig Sport treiben.

Tipps zum Abnehmen und für eine gesunde Ernährung

Die Gen-Diät MetaCheck ist eine Ernährungsform, die großen Wert auf die Ausgewogenheit – also die Versorgung mit allen notwendigen Makro- und Mikronährstoffen – legt.

Deshalb ist sie sowohl zum gesunden Abnehmen als auch zur langfristigen Ernährung geeignet. Worauf Sie allgemein bei Ihrer Ernährung achten sollten, unabhängig davon, welcher Meta-Typ Sie sind, will ich jetzt kurz skizzieren.

Ausreichend frühstücken Am frühen Morgen sind die Energie- und Nährstoffspeicher des Körpers durch die Nahrungspause der Nacht aufgebraucht. Ein gesundes Frühstück steigert daher die Leistungsfähigkeit über den Tag und senkt zugleich das Risiko, übergewichtig zu werden.

Vielfältig ernähren Die Vielfalt des Geschmacks genießen und sich ausgewogen ernähren. Zu einer ausgewogenen Ernährung gehört eine abwechslungsreiche Auswahl, geeignete Kombinationen sowie eine angemessene Menge Meta-Typ-gerechter Lebensmittel.

Reichlich Ballaststoffe verzehren Der Verzehr von Ballaststoffen durch Vollkornprodukte, Nüsse, Obst und Gemüse steigert das Volumen der Mahlzeit und führt so zu einem schnelleren Sättigungsgefühl. Demzufolge sollte immer auf die empfohlene tägliche Mindestmenge von 30 g Ballaststoffen geachtet werden.

Viel – kalorienfrei! – trinken Ideal ist eine Flüssigkeitsaufnahme von mindestens zwei Litern Wasser am Tag. Der Stoffwechsel arbeitet dann effektiver und Abfallprodukte werden im Körper schneller abgebaut.

Versteckte Kalorienbomben sind oft in Getränken zu finden. Auf kalorienhaltige bzw. süße und alkoholische Getränke sollte daher möglichst verzichtet und viel Wasser oder ungesüßter Tee getrunken werden.

Kalorienhaltige Getränke können vorzugsweise aus einem großen schmalen Glas getrunken werden, da kleine dickbauchige Gläser oft dazu verleiten mehr einzugießen.

Alkoholische Getränke enthalten ebenfalls viel Energie und reduzieren zusätzlich die Fettverbrennung zugunsten des Alkoholabbaus. Der Konsum alkoholischer Getränke sollte daher in Maßen gehalten werden.

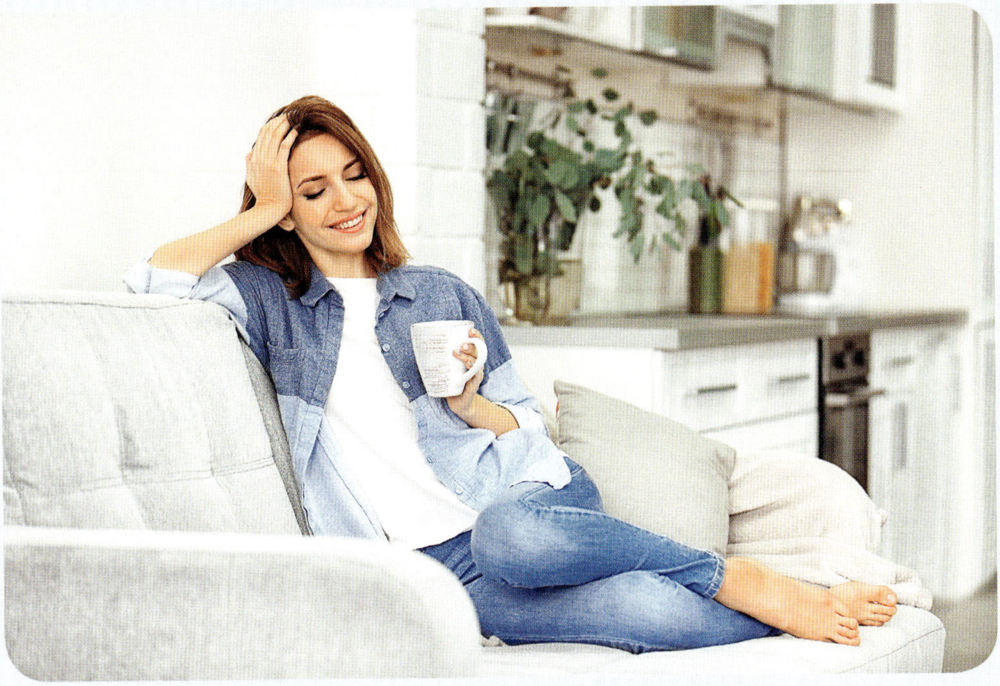

In Ruhe und bewusst essen Psychische Belastungen wie Stress und Ärger können den Darm in seiner Funktion beeinträchtigen. Mehr Ruhe und Zeit beim Essen können hingegen die Verdauung unterstützen.

Neben Tätigkeiten wie Fernsehen oder im Internet surfen sollte möglichst nicht gegessen werden. Bestehende Gewohnheiten sollten daher am besten durchbrochen und Mahlzeiten wieder am Esstisch oder in der Küche zu sich genommen werden. Dadurch steht die Nahrungsaufnahme wieder im Mittelpunkt.

Nicht hungern! Es sollten keine Hauptmahlzeiten ausgelassen werden. So bleibt der Blutzuckerspiegel konstant und Heißhunger-Attacken werden vermieden.

Sollten Sie keine Zeit zum Kochen haben, können Sie den MetaShake als Mahlzeitersatz nutzen.

Bei den Hauptmahlzeiten können Sie anstatt eines normal großen Tellers einen kleineren (z. B. einen Salatteller) verwenden. Dies minimiert automatisch die Portionsgröße (bei gleichbleibendem Sättigungsgefühl).

Das Sättigungsgefühl setzt erst nach ca. 20 Minuten ein. Essen Sie immer langsam und genussvoll. Achten Sie auf das eigene Sättigungsgefühl und beenden Sie die Mahlzeit, sobald es einsetzt.

Vitaminschonend zubereiten Gemüse und Obst sollten so wenig wie möglich mit Wasser und Hitze in Berührung kommen. Je roher es ist, desto mehr Vitamine sind enthalten.

Gefrorenes Obst und Gemüse kann sowohl preiswerter als auch nährstoffreicher sein als frisches. Es wird in der Regel direkt nach der Ernte schockgefroren und enthält dadurch beispielsweise mehr Vitamine als Obst und

Gemüse, die über größere Entfernungen transportiert werden.

Je kleiner Obst geschnitten wird, desto größer ist die Oberfläche und somit der Verlust an Vitaminen. Daher sollte es erst kurz vor dem Anrichten geschnitten oder enthäutet werden. Alternativ kann das Obst mit frischem Zitronensaft beträufelt und bis zum Verzehr abgedeckt aufbewahrt werden.

Um den täglichen Bedarf an Vitaminen und Mineralstoffen zu decken, verzehren Sie pro Tag gern 2 Portionen Obst und 3 Portionen Gemüse (der Jahreszeit entsprechend). Eine Portion = eine Handvoll.

Die Zubereitung im Schnellkochtopf und Dampfgarer schont die enthaltenen Vitamine.

Zu Vollkornprodukten greifen Bewusst mehr Vollkornprodukte essen, denn im Keim des Getreides stecken hochwertige pflanzliche Fette und Proteine, Mineralstoffe sowie Vitamine. Zudem begünstigen Vollkornprodukte einen niedrigen Blutzuckerspiegel gegenüber Mischmehl- oder Weißmehlprodukten und stellen des Weiteren dem Körper über einen längeren Zeitraum Energie zur Verfügung.

Tierische Produkte nur in Maßen Täglich Milchprodukte und ein- bis zweimal die Woche Fisch, z. B. Hering, Makrele, Lachs oder Thunfisch, verzehren. Diese Lebensmittel beinhalten wertvolle Nährstoffe, wie z. B. Kalzium, Jod, Selen und Omega-3-Fettsäuren.

Der Fleischkonsum sollte auf maximal 300 bis 600 g Fleisch und Wurst pro Woche begrenzt werden.

Bevorzugt bei Fleischerzeugnissen und Milchprodukten fettarme Produkte verwenden. Das in ihnen enthaltene Fett besteht nämlich überwiegend aus gesättigten Fettsäuren, die in Zusammenhang mit erhöhten Cholesterinwerten und der Entstehung von Herz-Kreislauf-Erkrankungen stehen. Achten Sie daher bei der Verwendung von Fetten auf eine bevorzugte Auswahl ungesättigter Fettsäuren.

Tipps für Süßschnäbel Wer nicht auf Süßigkeiten verzichten möchte, kann anstelle dieser etwas getrocknetes Obst naschen. Das setzt nicht so stark an und die Ballaststoffe sind gut für die Verdauung.

Ein Glas Fruchtsaft (Direktsaft, 100 % Fruchtgehalt) kann, wenn es einmal schnell gehen muss, eine Portion Obst am Tag ersetzen.

Fruchtsäfte enthalten jedoch ähnlich viel Energie wie Limonaden und vergleichbare kalorienhaltige Getränke. Den täglichen Verzehr demzufolge auf maximal ein Glas beschränken.

Der Verzehr von kalorienreichen, meist süßen Speisen lässt sich ganz einfach reduzieren, indem die persönlich verführerischen Speisen außer Sichthöhe aufbewahrt werden.

Nur sparsam salzen Wenn Salz beim Kochen verwendet wird, sollte auf Salz mit Jod und Fluorid zurückgegriffen werden. Insgesamt sollten am Tag nicht mehr als 6 g Salz aufgenommen werden.

Clever einkaufen Immer mit vollem Magen und einer Einkaufsliste einkaufen gehen. So ist die Versuchung, ungesunde Lebensmittel einzukaufen, geringer.

Beim Einkaufen immer auf das Etikett von verpackten Lebensmitteln schauen. Die Zutatenliste genau lesen und versuchen, auf

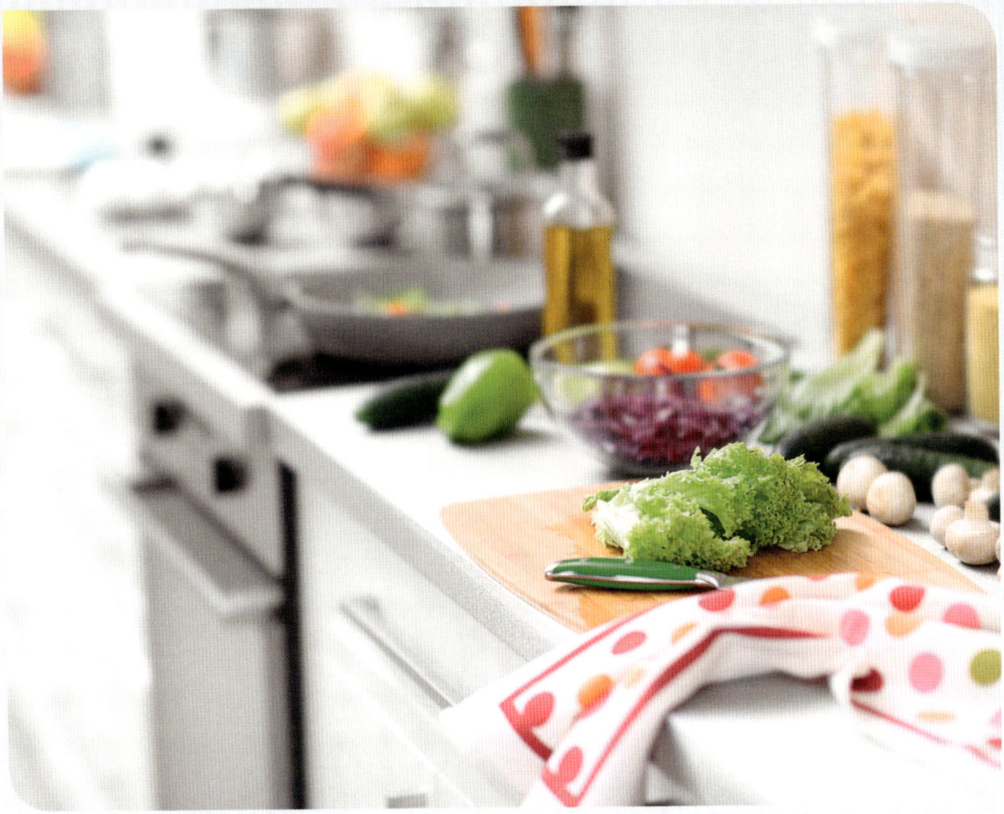

Lebensmittel mit Zusatzstoffen und Farbstoffen bei der Auswahl zu verzichten.

Weitere Tipps Ein Ernährungstagebuch führen und festhalten, was, wann und warum gegessen wurde. So können ungünstige Verhaltensweisen schneller erkannt und leichter verändert werden.

Soßen sollten nur sparsam verwendet werden. Bei der Zubereitung sollte zum Andicken statt Mehl eher Speisestärke verwendet werden, da diese eine höhere Bindefähigkeit hat und man dadurch weniger benötigt.

Speisen (z. B. Fisch) können statt in einer normalen Pfanne im Ofen zubereitet werden, da diese Art der Zubereitung meist fettärmer ist.

Des Weiteren können auch spezialbeschichtete Pfannen und Woks zum fettarmen Kochen verwendet werden.

Ob im Kino, Freibad oder beim Fußballspiel – wer auf einen Zwischensnack nicht verzichten will, kann bei Ausnahmen auch einfach die kleinste Portionsgröße wählen. So gönnt man sich eine Belohnung, isst aber gleichzeitig nicht mehr, als der Appetit vorgibt.

Bei einem stressigen Alltag bzw. täglichem Zeitmangel kann Ihnen der MetaShake beim Abnehmen weiterhelfen. Der MetaShake ist aufgrund seiner einfachen Zubereitung nicht nur zeitsparend, sondern bietet Ihnen auch einen Meta-Typ-gerechten, vollwertigen und gesunden Mahlzeitenersatz.

So nimmt der Alpha-Typ leicht ab

Wurde bei Ihrem MetaCheck-Test ein Alpha-Typ festgestellt und Sie möchten abnehmen, ist vor allem eine kohlenhydrat- und fettarme Kost zu empfehlen.

Grundsätzlich sollten Menschen mit dem Meta-Typ »Alpha« den Anteil an mageren, proteinreichen Lebensmitteln erhöhen und den Anteil fetthaltiger und kohlenhydratreicher Nahrungsmittel zugunsten einer erhöhten Proteinzufuhr reduzieren.

Daher eignet sich für eine Gewichtsreduktion bei diesem Meta-Typ z. B. die Kombination einer LowCarb-Diät (engl. für kohlenhydratarme Diät) mit einer LowFat-Diät (engl. für fettarme Diät). Bei der Gen-Diät MetaCheck gilt jedoch: LowCarb ist nicht gleich NoCarb! Um einen gesunden Fettstoffwechsel zu ermöglichen und eine Ketose zu vermeiden, sollten auch Alpha-Typen eine gewisse Menge an Kohlenhydrate aufnehmen.

Folgen Sie daher auch als Alpha-Typ nicht einer beliebigen LowCarb-Diät, sondern orientieren sich lieber an den Ausführungen auf den nächsten Seiten und natürlich Ihren individuellen Unterlagen, die Sie erhalten, nachdem Sie Ihren MetaCheck durchgeführt haben.

In Bezug auf eine LowFat-Diät sollte sich hingegen der Fettanteil nicht unter 15 % des täglichen Energiebedarfs befinden, um eine ausreichende Versorgung mit essenziellen Fettsäuren sowie eine ausreichende Aufnahme fettlöslicher Vitamine zu gewährleisten.

Das 4-Wochen-Start-Programm

Zu Beginn einer Meta-Typ-gerechten Ernährungsumstellung zum Abnehmen sollten Sie Ihre Makronährstoffverteilung Ihrem Meta-Typ anpassen. Dazu sollte der Kohlenhydratanteil zeitweise auf 30 % reduziert, der Proteinanteil dagegen auf 50 % erhöht und der Fettanteil auf 20 % limitiert werden. Es ist aber nicht nötig, jetzt komplizierte Berechnungen anzustellen, denn Sie erhalten neben dem Analyseergebnis Ihres Meta-Checks zugleich einen fertigen Ernährungsplan, das 4-Wochen-Start-Programm. Dieses bezieht nicht nur die zu Ihrem Meta-Typ passende Makronährstoffverteilung ein, sondern orientiert sich auch an Ihrem Alter, Geschlecht, Gewicht und BMI.

Wie so ein 4-Wochen-Ernährungsplan aussehen könnte, zeigt die Tabelle auf der nächsten Seite. Das ist der Plan für eine Frau, die 34 Jahre alt, 165 cm groß und 79 kg schwer ist.

Bei Ihrem Meta-Typ »Alpha« sind nur drei feste Hauptmahlzeiten am Tag mit je 5 bis 6 Stunden Pause zwischen den einzelnen Mahlzeiten zu empfehlen. Daher sollten Sie lieber nur drei feste Hauptmahlzeiten am Tag zu sich nehmen, als mehrere Zwischenmahlzeiten über den Tag zu verteilen.

Lebensmittelauswahl für den Alpha-Typ

Ich führe hier geeignete Nahrungsmittel für den Alpha-Typ auf. Halten Sie sich vor allem im Rahmen Ihres 4-Wochen-Start-Programms bzw. während Ihrer Abnehmphase möglichst konsequent an diese Auswahl. Welche Mengen für Sie persönlich empfehlenswert sind, um effektiv abzunehmen, erfahren Sie aus Ihrem individuellen 4-Wochen-Start-Programm, das Sie gemeinsam mit Ihrem MetaCheck-Analyseergebnis erhalten. Ein Beispiel, wie so ein 4-Wochen-Start-Programm aussehen kann, finden Sie in der Tabelle.

Als Brot sind beispielsweise Schwarzbrot, Vollkornbrot und Sonnenblumenkernbrot empfehlenswert.

Beim Gemüse können Sie aus den Vollen schöpfen: Artischocke, Aubergine, Blumenkohl, Brokkoli, Chicorée, Chinakohl, Eisbergsalat, Endivien, Fenchel, Grünkohl, Gurken, Ingwer, Kohlrabi, Kopfsalat, Kürbis, Mangold, Möhren (Karotten), Paprika, Pastinake, Porree (Lauch), Rettich, Rhabarber, Rosenkohl, Rote Bete, Rotkohl, Rucola, Sauerkraut, Schnittlauch, Sellerie, Sojasprossen, Spargel, Spinat, Tomaten, Topinambur, Weißkohl, Wirsing, Zucchini, Zwiebel.

Hülsenfrüchte sind eine gute pflanzliche Eiweißquelle, dazu gehören z. B. weiße Bohnen, Erbsen, Kichererbsen, Linsen, Kidneybohnen, Sojabohnen. Eine vegetarische Alternative zu Fisch oder Fleisch stellen daher z. B. Sojafleisch und (Räucher-)Tofu dar.

Gut geeignete tierische Eiweißlieferanten für den Meta-Typ Alpha sind alle mageren Aufschnitt- und Fleisch- bzw. Fischsorten:

- Magerer Aufschnitt: Geflügelbrust, Corned Beef, Kochschinken, vegetarischer Aufschnitt
- Mageres Fleisch: Hase, Hirschfleisch, Huhn (Hähnchenbrust, Herz, Leber), Kalbfleisch (Keule, Kotelett, Schnitzel), Lamm

4-Wochen-Ernährungsplan für den Alpha-Typ*

Frühstück	Mittag	Abendessen
Woche 1		
2 Scheiben Brot 4 Esslöffel Frischkäse (17–20 % Fett i. Tr.) 4 Handvoll Rohkostgemüse	1½ Portionen mageres Fleisch oder Fisch 4 Handvoll Gemüse 1 Stück oder Handvoll Obst 1½ Becher Magerquark	1 Stück oder Handvoll Obst 2 Scheiben Brot 2 Esslöffel fettarmer Hüttenkäse (‹ 10 % Fett i. Tr.) 1 Becher Magerquark 1 Scheibe magerer Aufschnitt
Woche 2		
1 Becher Magerquark 1 Stück oder Handvoll Obst	1 Portion mageres Fleisch oder Fisch 8 Esslöffel Hülsenfrüchte 3 Teelöffel Butter oder Speiseöl 4 Handvoll Gemüse	4 Handvoll Rohkostgemüse 2 kleine Becher Naturjoghurt (3,5 % Fett) 2 Scheiben Vollkornknäckebrot 1 Dose Thunfisch (im eigenen Saft)
Woche 3		
3 Scheiben Brot 1 Esslöffel Frischkäse (60 % Fett i. Tr.) 4 Handvoll Rohkostgemüse	1 Portion mageres Fleisch oder Fisch 4 Handvoll Gemüse 2 Stück oder Handvoll Obst 1½ Becher Magerquark	2 Stück oder Handvoll Obst 4 Scheiben Vollkornknäckebrot 4 Esslöffel fettarmer Hüttenkäse (‹ 10 % Fett i. Tr.) 1 Becher Magerquark 2 Scheiben magerer Aufschnitt
Woche 4		
2 kleine Becher Naturjoghurt (3,5 % Fett) 1 Stück oder Handvoll Obst 5 Esslöffel Haferflocken	1½ Portionen mageres Fleisch oder Fisch 2 Handvoll Rohkostgemüse 1 Packung Mozzarella, light ½ kleine Tasse Reis	1 große Tasse Gemüsebrühe 4 Handvoll Gemüse 3 Scheiben Brot 1 Stück oder Handvoll Obst ½ Becher Magerquark

* Die Zusammensetzung der einzelnen Mahlzeiten hängt neben Ihrem Meta-Typ auch von Ihren persönlichen Daten (Gewicht, Alter, Größe, Geschlecht, BMI etc.) ab. Dieser Pan ist ein Beispiel für eine Frau, die 34 Jahre alt, 165 cm groß und 79 kg schwer ist.

(Schnitzel), Pferdefleisch, Putenschnitzel, Rehfleisch (Keule, Rücken), mageres Rindfleisch (Leber, Schnitzel, Rumpsteak, Filet, Roast Beef), mageres Schweinefleisch (Filet, Schnitzel, Muskelfleisch ohne Fett).

- Magerer Fisch bzw. Meeresfrüchte: Forelle (Bachforelle), Garnele (Speisekrabbe), Kabeljau, Karpfen, Krabben, Krebs (Flusskrebs), Pangasius, Rotbarsch, Scholle, Zander.

Auch fettarme Milchprodukte wie Magerquark oder Naturjogurt sind wertvolle und eiweißreiche Lebensmittel.

Geeignete Obstsorten sind: Ananas, Apfel, Apfelsine, Aprikosen, Banane, Birne, Brombeere, Erdbeere, Granatapfel, Grapefruit, Hagebutten, Heidelbeeren, Himbeeren, Holunderbeeren, Honigmelone, Johannisbeeren (rot und schwarz), Kaki, Kaktusfeige, Kirschen (sauer und süß), Kiwi, Limone, Litschi, Mandarinen, Mango, Melone, Mirabellen, Nektarinen, Orangen, Papaya, Passionsfrucht, Pfirsich, Pflaumen, Preiselbeeren, Quitte, Sanddornbeeren, Stachelbeeren, Wassermelone, Weintrauben, Zitrone.

Beim Rohkostgemüse greifen Sie gern zu Chicorée, Chinakohl, Eisbergsalat, Endivien, Feldsalat, Fenchel, Gewürzgurken, Gurken, Kohlrabi, Kopfsalat, Möhren (Karotten), Paprikafrüchte, Radicchio, Radieschen, Rhabarber, Rotkohl, Rucola, Sellerie, Sojasprossen, Spargel, Spinat, Tomaten, Weißkohl und Zwiebeln.

Wie wird der Bedarf bestimmt?

Ihr MetaCheck-Berater, bei dem Sie den MetaCheck durchgeführt haben, wird Sie auch bei der nun anstehenden Ernährungsumstellung gern beraten und begleiten, wenn Sie das wünschen. Sie müssen aber auch ohne Hilfe Ihres MetaCheck-Beraters in keinem Fall selbst irgendetwas berechnen. Neben Ihrem 4-Wochen-Start-Programm erhalten Sie auch im CoGAP-Ernährungsportal oder in Form des individuellen Kochbuchs »MetaCheck Genussplan« weitere Ernährungspläne und Rezepte, die bereits individuell auf Sie und Ihr persönliches Abnehmziel zugeschnitten sind. Aber für all diejenigen, die es interessiert, wie Ihre persönlichen Makronährstoffmengen berechnet werden können, will ich hier die Prinzipien erläutern.

1×1 der Fette

Fette dienen vor allem als Energiespeicher und Energielieferanten. Zusätzlich hat Körperfett eine polsterähnliche Funktion. Fettsäuren sind unterschiedlich lange Ketten, die vor allem aus Kohlenstoffatomen bestehen. Sind alle Verbindungen zwischen den Kohlenstoffatomen Einfachbindungen, handelt es sich um gesättigte Fettsäuren. Fette, die viele solcher Fettsäuren enthalten wie z. B. Butter, weisen bei Raumtemperatur eine eher feste Struktur auf. Haben Fettsäuren eine Doppelbindung zwischen den einzelnen Kohlenstoffatomen, werden sie als ungesättigte Fettsäuren bezeichnet. Pflanzenöle sind aufgrund der Doppelbindungen eher flüssig.
Bei mehreren Doppelbindungen in einer Fettsäure spricht man von mehrfach ungesättigten Fettsäuren. Zu dieser Gruppe gehören Omega-6-Fettsäuren, die in Sonnenblumen-, Raps- und Sojaöl zu finden sind sowie Omega-3-Fettsäuren, die ebenfalls in Pflanzenölen wie Lein-, Raps-, Soja- und Walnussöl, aber auch in Fischöl vorkommen. Omega-3-Fettsäuren gelten allgemein als wirksam gegen die Entstehung von Arteriosklerose und Herzrhythmusstörungen (antiarrhythmisch) sowie als blutdrucksenkend und entzündungshemmend. Außerdem sollen sie eine positive Wirkung auf das Immunsystem haben. Fettreicher Fisch wie Hering, Makrele und Lachs enthält besonders große Mengen dieser Fettsäuren und sollte daher Teil einer gesunden Ernährung sein.

Beispielberechnung

Angenommen, Sie wiegen 80 kg und haben einen täglichen Kalorienbedarf von 2000 kcal. Ihrer Auswertung können Sie die für Sie geeignete Verteilung der drei Makronährstoffe entnehmen. Für die Abnehmphase wären dies z. B. 30 % Kohlenhydrate, 50 % Proteine und 20 % Fette. Dies würde bedeuten, dass 600 kcal durch Kohlenhydrate aufgenommen werden sollten, 1000 kcal durch Proteine und 400 kcal in Form von Fetten. Kohlenhydrate und Proteine enthalten jeweils 4,1 kcal pro Gramm. Fette enthalten 9,3 kcal, also mehr als doppelt so viele Kalorien pro Gramm. Daraus ergeben sich dann die folgenden Mengen für die drei Makronährstoffe: 146 g Kohlenhydrate, 244 g Proteine und 43 g Fette.

Kohlenhydrate sind Ihre »Dickmacher«

Wenn Ihre genetische Analyse ergeben hat, dass Sie zum Meta-Typ »Alpha« gehören und kohlenhydrathaltige Lebensmittel im Vergleich zum Durchschnitt der Bevölkerung schlecht verstoffwechseln, dann sollten Sie bei Ihrer Ernährung generell auf die Kohlenhydratmenge und -qualität achten. Bei Ihnen sind es vor allem die Kohlenhydrate, die bei zu reichlichem Verzehr in Form von Fettgewebe in Ihrem Körper gespeichert werden. Daher ist eine Reduktion des Anteils an Kohlenhydraten (Kartoffeln, Nudeln, Reis, Zucker, Weißmehl) im Rahmen Ihrer Ernährung sehr sinnvoll.

Ein kompletter Verzicht auf Kohlenhydrate, die in Lebensmittel wie Kartoffeln, Nudeln, Hülsenfrüchten und Brot vorkommen, ist aber in keinem Falle zu empfehlen, denn Ihr Körper braucht eine gewisse Menge als Energielieferant. Im Gegensatz zu den Fetten werden sie schnell verwertet und liefern dem Körper in kürzester Zeit Energie. Kohlenhydratreiche Lebensmittel liefern jedoch nicht nur Kalorien, sondern auch weitere vielfältige gesundheitsförderliche Inhaltsstoffe, wie Ballaststoffe, Vitamine und Mineralien.

Kohlenhydrate unterteilt man in einfache und komplexe Kohlenhydrate. Einfache Kohlenhydrate (z. B. in Süßwaren und Traubenzucker) liefern schnell, aber kurzfristig Energie, wohingegen die Energie bei komplexen Kohlenhydraten (z. B. aus Vollkornprodukten, Gemüse oder Hülsenfrüchten) langsamer über einen längeren Zeitraum freigesetzt wird. Im Rahmen einer ausgewogenen, langfristigen Ernährungsumstellung empfehle ich Ihnen daher, Kohlenhydrate vor allem in Form von komplexen Kohlenhydraten aufzunehmen und auf einfache Kohlenhydrate möglichst zu verzichten. Aufgrund Ihrer persönlichen genetischen Veranlagung sollten Sie die Energieaufnahme aus Kohlenhydraten während der Abnehmphase auf rund 30 % beschränken.

Beachten Sie bitte auch, dass gerade süßes Obst viele Kohlenhydrate in Form von Fructose (Fruchtzucker) enthält. Sie sollten daher eher zu säuerlichem Obst mit geringerem Fructoseanteil greifen und nicht mehr als zwei Portionen Obst pro Tag verzehren.

Proteine sind Ihre Schlankmacher

Die optimale Ernährung für Ihren Meta-Typ »Alpha« sollte tendenziell eher aus eiweißhaltigen Nahrungsmitteln (Eiern, Hülsenfrüchten, Fisch, Fleisch, Tofu, Milchprodukten) bestehen. Die Verstoffwechslung

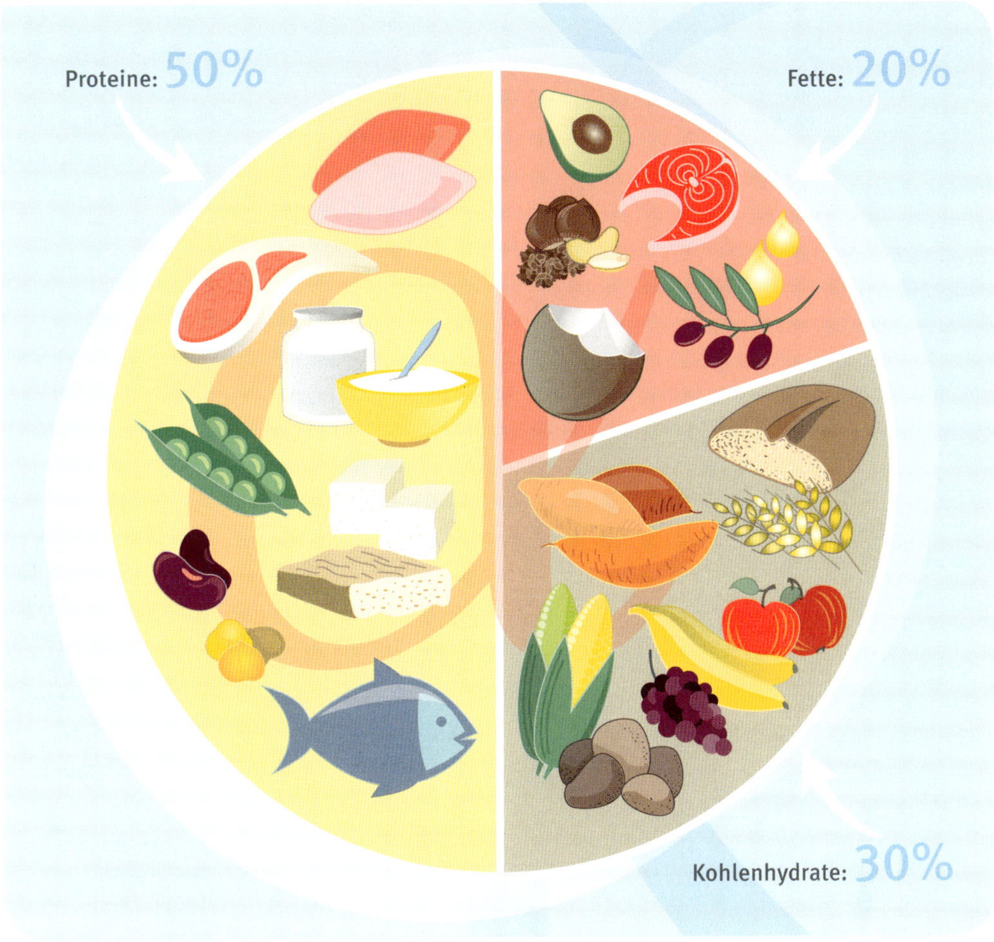

▲ Mit dieser Verteilung nimmt der Protein-Typ (Alpha-Typ) ab: reichlich Eiweiß, eher wenig Kohlenhydrate und Fett.

derartiger Lebensmittel funktioniert bei Ihnen sehr gut, das heißt, sie werden langsamer in Körperfett umgewandelt, als dies bei der Aufnahme kohlenhydratreicher Nahrungsmittel der Fall ist. Proteine (Eiweiße) gelten als die wertvollsten Makronährstoffe in der Ernährung. Sie bestehen aus Aminosäuren und dienen als Grundbausteine aller Zellen im Körper. Nicht nur Muskelgewebe, sondern auch Organe, Hormone und Botenstoffe bestehen aus Proteinen.

Da Sie Proteine sehr gut verstoffwechseln, empfehle ich Ihnen eine Energieaufnahme aus proteinreicher Nahrung in Höhe von 50% während der Abnehmphase. Vermeiden Sie in jedem Falle aber sogenannte Extremdiäten, z.B. nur noch proteinreiche Nahrungsmittel zu sich zu nehmen. Eine fast ausschließliche Ernährung mit Proteinen erhöht nämlich das Risiko von Nierenschäden, Kopfschmerzen, Übelkeit, Dehydratation, Verstopfung und schlechtem Atem.

Beim Alpha-Typ setzt Fett schnell an

Für Alpha-Typen ist die Berücksichtigung fetthaltiger Nahrungsmittel unerlässlich. Sie sollten darauf achten, fetthaltige Lebensmittel in Ihrer Nahrung stark zu reduzieren, da Ihr Körper diese im Vergleich zum Bevölkerungsdurchschnitt wesentlich schneller in Form von Körperfett speichert. Bei einer gewünschten Gewichtsreduktion lassen sich deshalb gerade über Fette unnötige Kalorien einsparen. Da Ihr Körper Fettsäuren im Vergleich zum Bevölkerungsdurchschnitt wesentlich schneller in Körperfett umwandelt, sollten Sie weitestgehend auf sehr fetthaltige Lebensmittel verzichten bzw. deren Anteil in der Ernährung reduzieren.

Fette sind neben den Kohlenhydraten die wichtigsten Energiespender des Körpers. Der physiologische Brennwert von Fett ist dabei mehr als doppelt so hoch wie von Kohlenhydraten und Proteinen. Fette sind aber auch Träger fettlöslicher Vitamine, wie A, D, E und K. Im Rahmen einer gesunden Meta-Typ-gerechten Gewichtsabnahme wird eine Fettzufuhr von 20% empfohlen. Ein kompletter Verzicht auf Fette bzw. Öle ist allerdings nicht anzuraten, da Ihr Körper eine gewisse Menge an essenziellen Fettsäuren benötigt. Versuchen Sie dabei aber möglichst gesättigte Fettsäuren (tierische Fette, wie z.B. Butter) zu vermeiden und dafür eher ungesättigte Fettsäuren (pflanzliche Öle, Fisch-Öle) im Verhältnis von 1 zu 5 (Omega-3- zu Omega-6-Fettsäuren) zu sich zu nehmen. Omega-3-Fettsäuren finden sich in Raps- und Leinöl sowie in Fisch wieder. Omega-6-Fettsäuren sind vor allem in Weizenkeimöl und Sonnenblumenöl enthalten.

Reichlich Ballaststoffe aufnehmen

Wenn Sie bei Ihrer Ernährung den Anteil an Kohlenhydraten und Fetten konsequent reduzieren, steigt automatisch der Anteil an Proteinen. So vermeiden Sie, dass die aufgenommenen Kalorien bei Ihnen schnell in Körperfett umgewandelt werden. Achten Sie zudem noch auf eine gute Qualität der Kohlenhydrate, das heißt, wählen Sie vor allem kohlenhydrathaltige Lebensmittel mit vielen komplexen Kohlenhydraten, steigt auch die Ballaststoffaufnahme.

Ballaststoffe oder Nahrungsfasern sind alle pflanzlichen Nahrungsmittelbestandteile, die vom menschlichen Körper im Dünndarm nicht verstoffwechselt werden können. Sie bestehen aus Pektinen, Zellulose und Ligninen. Diese haben zahlreiche positive Auswirkungen auf Ihre Verdauung und schützen Sie vor verschiedenen Krankheiten.

Für alle Meta-Typen gilt, dass durch den Verzehr von ballaststoffreichen Lebensmitteln (Vollkornprodukten, Hülsenfrüchten, Nüssen, Obst und Gemüse) das Volumen der jeweiligen Mahlzeit steigt und so ein schnelleres Sättigungsgefühl herbeigeführt wird.

So hält der Alpha-Typ sein erreichtes Gewicht

Auch die langfristige Ernährung für Ihren Meta-Typ »Alpha« sollte optimalerweise zu einem Großteil aus proteinreichen Nahrungsmitteln (Eiern, Fisch, Fleisch, Milchprodukten bzw. pflanzlichen Eiweißquellen) bestehen. Die Verstoffwechslung derartiger Nahrungsmittel funktioniert bei Ihnen sehr

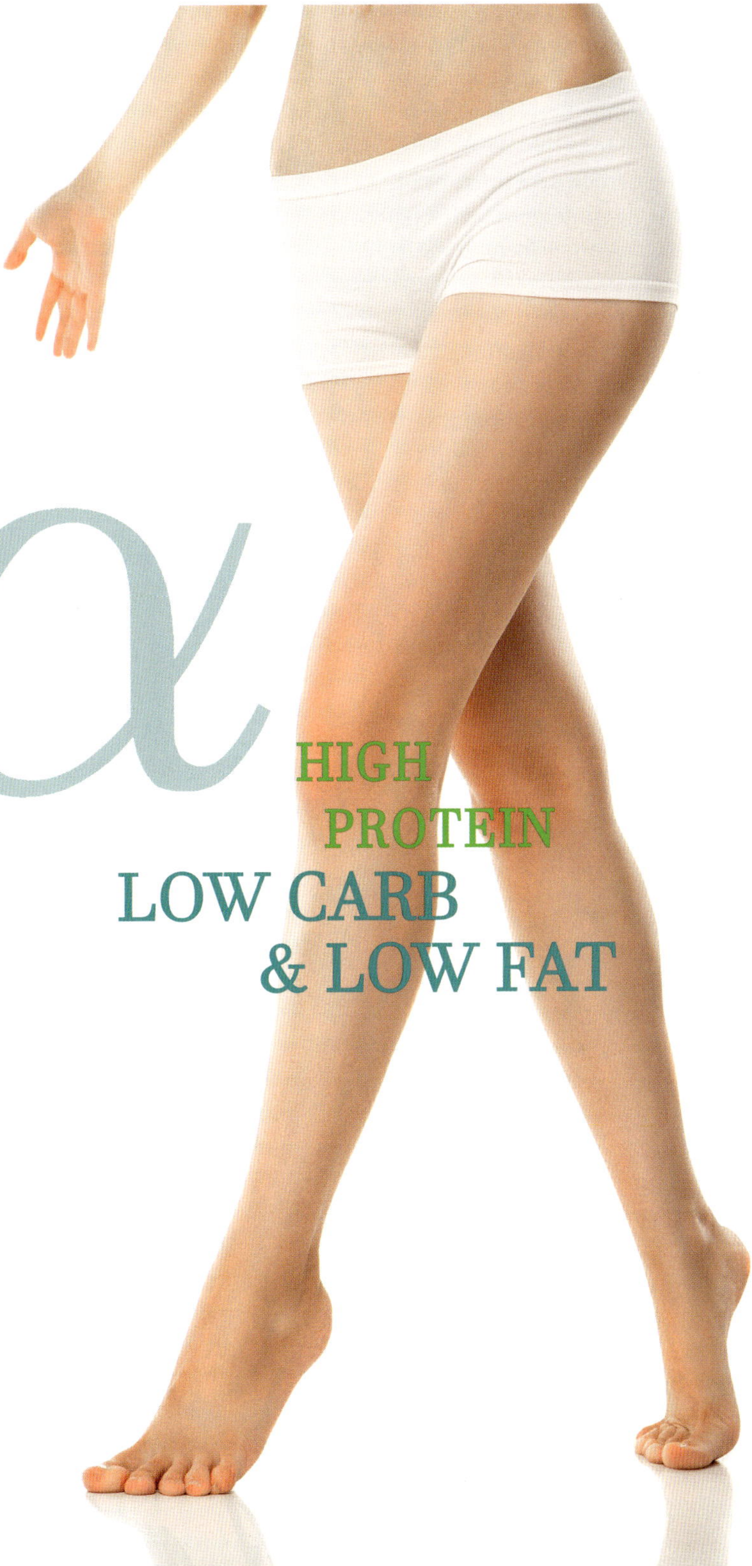

α
HIGH PROTEIN LOW CARB & LOW FAT

gut, das heißt, sie werden bei Ihnen langsamer in Körperfett umgewandelt als dies bei der Aufnahme kohlenhydratreicher Nahrungsmittel der Fall ist.

Daher ist eine generelle Reduktion des Anteils an Kohlenhydraten (wie Kartoffeln, Nudeln, Reis, Zucker, Weißmehl) im Rahmen Ihrer Ernährung sehr sinnvoll. Ebenso ist bei Ihrem Meta-Typ die Berücksichtigung fetthaltiger Nahrungsmittel unerlässlich. Sie sollten darauf achten, eher wenig fetthaltige Nahrungsmittel zu sich zu nehmen, da Ihr Körper diese äußerst schnell in Form von Körperfett speichert.

Die für Sie optimale Makronährstoffverteilung für eine langfristige, gesunde Ernährungsumstellung ist von Ihrer individuellen genetischen Konstellation abhängig. Daher finden Sie die genaue Verteilung nur in Ihrem MetaCheck-Ergebnis.

Alpha-Typ: Abnehmen und schlank bleiben

Überblick über die empfohlenen Makronährstoffmengen beim Alpha-Typ.

Während der Abnehmphase

- Reduzieren Sie den Kohlenhydratanteil auf 30%: Dazu möglichst alle zuckerreichen Lebensmittel und Weißmehlprodukte ganz weglassen; Kartoffeln und Vollkornprodukte – als gesunde Kohlenhydrate – nur in kleinen Mengen.
- Der Proteinanteil wird auf 50% erhöht: Verwenden Sie vor allem magere Proteinspender wie mageres Fleisch oder Fisch, Magerquark oder pflanzliche Eiweißlieferanten.
- Der Fettanteil sollte max. 20% betragen, überwiegend aus pflanzlichen Quellen stammen und reich an mehrfach ungesättigten Fettsäuren sein, insbesondere reich an Omega-3-Fettsäuren.

Auf ausreichende Vitaminzufuhr achten

Vitamine sind Grundnährstoffe, die für lebenswichtige Aufgaben benötigt werden. Da unser Körper Vitamine nicht selbst herstellen kann, müssen sie regelmäßig mit der Nahrung aufgenommen werden. Sie sind für den reibungslosen Ablauf von Prozessen in unserem Körper notwendig. Jedes Vitamin hat dabei sein bestimmtes Aufgabengebiet, z. B. beim Wachstum, im Immunsystem und bei der Zellvermehrung. Von den bisher bekannten Vitaminen sind 13 für den Menschen notwendig. Dazu gehören die Vitamine A, B_1, B_2, B_6, B_{12}, C, D, E, K, Niacin, Pantothensäure, Biotin und Folsäure. Bei einer ausgewogenen Ernährung ist eine ausreichende Versorgung mit fast allen Vitaminen gegeben.
Ausnahmen sind in gewissem Maße Vitamin D (Wintermonate) und Folsäure (Schwangerschaft). Vitamin D kann der menschliche Körper aber auch selbst herstellen; allerdings nur dann, wenn wir ausreichend Sonneneinstrahlung erhalten, denn dafür sind UV-Strahlen erforderlich. Um den Bedarf an Vitamin D zu decken, reichen in den Sommermonaten täglich 15 bis 30 Minuten im Freien aus. Ein Spaziergang in der Mittagspause stellt eine gute Möglichkeit dar, den Bedarf zu decken.

Langfristige Ernährung, um das Gewicht zu halten

- Verzichten Sie möglichst weiterhin auf stark zuckerhaltige Lebensmittel und Weißmehlprodukte. Achten Sie auf Kohlenhydratquellen, die reich an komplexen Kohlenhydraten sind.
- Achten Sie auf Eiweißspender mit geringem Fettanteil.
- Verzehren Sie weiterhin wenig Fett. Bevorzugen Sie hochwertige, Omega-3-Fettsäure-reiche Fette und Öle.
- Die für Sie individuelle Verteilung der Makronährstoffenergie für eine langfristige Ernährungsumstellung entnehmen Sie Ihrem MetaCheck-Ergebnis.

Geeignete Diät-Arten für den Beta-Typ

Der Beta-Typ kann auch als Eiweiß+Fett-Typ bezeichnet werden. Seine optimale Ernährung ist proteinreich. Aber auch beim Fett muss er nicht übermäßig sparen.

Hat Ihr MetaCheck-Analyseergebnis gezeigt, dass Sie ein Beta-Typ sind, dann steckt in Ihnen noch der Jäger und Sammler unserer Vorfahren. Ein Stück Fleisch – oder für Vegetarier Tofu – ist das, was Ihr Körper problemlos wegputzt. Es darf auch ruhig fettreich sein.

Eiweißreiche Nahrungsmittel wie Eier, Fisch, Fleisch, Milchprodukte und Sojaprodukte verstoffwechselt der Beta-Typ sehr gut. Diese werden langsamer in Körperfett umgewandelt als dies bei der Aufnahme kohlenhydratreicher Nahrungsmittel der Fall ist. Eine generelle Reduktion des Anteils an Kohlenhydraten ist für den Beta-Typ angeraten. Ihr Meta-Typ zeichnet sich zudem dadurch aus, dass mit der Nahrung aufgenommene Fette nicht so schnell in Körperfett umgewandelt werden.

Es gibt verschiedene kohlenhydratarme Diät- bzw. Ernährungsformen, die für den Meta-Typ »Beta« geeignet sind, dazu gehört z. B. die LowCarb-Diät. Auch hier sollte LowCarb nicht mit NoCarb verwechselt und die im Analyseergebnis angegebenen Mengen berücksichtigt werden.

Ein kompletter Verzicht auf Lebensmittel (Null-Diät) oder eine sehr geringe Kalorienaufnahme wirken allerdings aufgrund der Dynamik des Stoffwechsels nicht förderlich. Hierdurch würde vielmehr der Jo-Jo-Effekt begünstigt, das heißt, nach Ihrer Diät schnellt Ihr Gewicht wieder in die Höhe, häufig noch über das Ausgangsgewicht hinaus. Viele Menschen, die häufig derart ungeeignete Diäten durchführen, nehmen daher langfristig kontinuierlich zu. Diese Stoffwechselanpassung ist beim Fasten (Seite 11) am ausgeprägtesten, macht sich aber auch bei zu starker Kalorienreduktion bemerkbar: Der Stoffwechsel wird auf Sparflamme geschaltet. Denn leider ist in unserem Körper immer noch das biologische Programm gespeichert, so viele Energiereserven wie möglich anzulegen. Wenn aus körperlicher Sicht häufig Notzeiten (= Fasten oder extreme Kalorienreduktion) eintreten, werden bei Nahrungszufuhr die Energiereserven sofort wieder aufgefüllt und Sparsamkeit ist oberstes Gebot. Sinngemäß hängt der Körper dann an jeder Kalorie, die wir ihm abtrotzen wollen. In Zeiten der Nahrungsknappheit waren diese Mechanismen überlebenswichtig. – Heute machen sie uns das Leben schwer.

Das 4-Wochen-Start-Programm

Um Ihr Abnehmvorhaben in Angriff zu nehmen, beginnen Sie am besten mit dem 4-Wochen-Start-Programm. Einen entsprechenden Plan, der sich nicht nur an Ihrem Meta-Typ, sondern auch an Ihrem Alter, Geschlecht, Gewicht und BMI orientiert, erhalten Sie zusammen mit Ihrem Meta-Check-Analysenergebnis.

Für den Beta-Typ wird folgende Makronährstoffverteilung empfohlen: Der Kohlenhydratanteil wird auf 30% abgesenkt. Der Proteinanteil kann auf 40% erhöht werden. Der Fettanteil darf 30% betragen.

Diese Angaben dienen nur Ihrer Information. Sie müssen nichts selbst berechnen, sondern können einfach nach dem 4-Wochen-Start-Programm vorgehen. Oder Sie bestellen sich den MetaCheck-Genussplan (Seite 62). Das ist ein Kochbuch, das individuell auf Ihren Meta-Typ und Ihren Kalorienbedarf sowie Ihr erwünschtes Zielgewicht zugeschnitten ist. Der Genussplan enthält Rezepte und die dazugehörigen Mengenangaben, die für Sie individuell erstellt werden und genau an Ihre Bedürfnisse angepasst sind. Dazu werden Ihr Meta-Typ sowie die von Ihnen gemachten Angaben zu Alter, Geschlecht, Größe, körperliche Aktivität usw. einbezogen. Dieser individuell erstellte Plan ist mit über 90 bebilderten Rezepten für 31 Tage ausgelegt. So können Sie lecker kochen und dennoch abnehmen.

In der Tabelle auf der nächsten Seite finden Sie einen beispielhaften 4-Wochenplan für eine Frau, die 34 Jahre alt, 165 cm groß und 79 kg schwer ist.

Bei Ihrem Meta-Typ »Beta« sind nur drei feste Hauptmahlzeiten am Tag mit je 5 bis 6 Stunden Pause zwischen den einzelnen Mahlzeiten zu empfehlen. Nehmen Sie daher nur drei feste Hauptmahlzeiten am Tag zu sich und verzichten auf Snacks zwischendurch.

Den Anteil der Makronährstoffe bestimmen

Um nachvollziehen zu können, wie sich die Anteile der Makronährstoffe berechnen lassen, will ich auch für den Beta-Typ eine entsprechende Beispielrechnung erläutern.

4-Wochen-Ernährungsplan für den Beta-Typ*

Frühstück	Mittag	Abendessen
Woche 1		
1 Scheibe Brot 4 Esslöffel fettarmer Frischkäse (17–20 % Fett i. Tr.) 4 Handvoll Rohkostgemüse	1 Portion Fleisch oder fettreicher Fisch 1 Handvoll Gemüse 1 Stück oder Handvoll Obst 1 Becher Magerquark	3 Scheiben Brot 2 Scheiben fettarmer Käse (17–20 % Fett i. Tr.) 1 Becher Magerquark 1 Scheibe magerer Aufschnitt
Woche 2		
1 Becher Quark (40 % Fett i. Tr.) 1 Stück oder Handvoll Obst	1 Portion mageres Fleisch oder Fisch 5 Esslöffel Hülsenfrüchte 2 Teelöffel Butter oder Speiseöl 4 Handvoll Gemüse	2 Handvoll Rohkostgemüse ½ kleiner Becher Naturjoghurt (3,5 % Fett) 2 Scheiben Brot 1½ Portionen mageres Fleisch oder Fisch
Woche 3		
2 Scheiben Brot 2 Esslöffel fettarmer Frischkäse (17–20 % Fett i. Tr.) 2 Handvoll Rohkostgemüse	1 Portion Fleisch oder fettreicher Fisch 4 Handvoll Gemüse 1 Stück oder Handvoll Obst 1 Becher Magerquark	1 Stück oder Handvoll Obst 3 Scheiben Brot 5 Esslöffel fettarmer Hüttenkäse (< 10 % Fett i. Tr.) ½ Becher Magerquark 2 Teelöffel Honig
Woche 4		
1 kleiner Becher Naturjoghurt (3,5 % Fett) 1 Stück oder Handvoll Obst 5 Esslöffel Haferflocken 2 Teelöffel Honig	1 Portion Fleisch oder fettreicher Fisch 2 Handvoll Rohkostgemüse 1 Packung Mozzarella, light ½ kleine Tasse Reis	1 große Tasse Gemüsebrühe 4 Handvoll Gemüse 3 Scheiben Vollkornknäckebrot 2 Stück oder Handvoll Obst 1 Becher Quark (20 % Fett i. Tr.)

* Die Zusammensetzung der einzelnen Mahlzeiten hängt neben Ihrem Meta-Typ auch von Ihren persönlichen Daten (Gewicht, Alter, Größe, Geschlecht, BMI etc.) ab. Dieser Plan ist ein Beispiel für eine Frau, die 34 Jahre alt, 165 cm groß und 79 kg schwer ist.

Angenommen, Sie wiegen 80 kg und haben einen täglichen Kalorienbedarf von 2000 kcal. Ihrer Auswertung können Sie die für Sie geeignete Verteilung der drei Makronährstoffe entnehmen. Für die Abnehmphase wäre dies für Beta-Typen 30% Kohlenhydrate, 40% Proteine und 30% Fette. Dies würde bedeuten, dass 600 kcal durch Kohlenhydrate aufgenommen werden sollten, 800 kcal durch Proteine und 600 kcal in Form von Fetten. Kohlenhydrate und Proteine enthalten jeweils 4,1 kcal pro Gramm. Fette enthalten 9,3 kcal, also mehr als doppelt so viele Kalorien pro Gramm. Daraus ergeben sich dann die folgenden Mengen für die drei Makronährstoffe: 146 g Kohlenhydrate, 195 g Proteine und 65 g Fette.

Vorsicht bei Kohlenhydraten

Ihre genetische Analyse hat ergeben, dass Sie zu dem Meta-Typ »Beta« gehören und kohlenhydrathaltige Lebensmittel im Vergleich zum Durchschnitt der Bevölkerung schlechter verstoffwechseln. Das heißt, diese werden schneller in Form von Fettgewebe in Ihrem Körper gespeichert. Daher ist eine Reduktion des Anteils an Kohlenhydraten (Kartoffeln, Nudeln, Reis, Zucker, Weißmehl) im Rahmen Ihrer Ernährung sehr sinnvoll. Geeignete Brotsorten sind Schwarzbrot, Pumpernickel, Vollkornbrot und Sonnenblumenkernbrot.

Beachten Sie jedoch, dass Sie, um abzunehmen, nicht nur die Menge der Kohlenhydrate reduzieren, sondern auch auf deren Qualität achten sollten. Das bedeutet, es sollten vor allem komplexe Kohlenhydrate (z.B. aus Vollkornprodukten) aufgenommen werden. Ein kompletter Verzicht auf Kohlenhydrate ist in keinem Falle zu empfehlen, da dies neben Heißhungerattacken auch aufgrund der Dynamik des Stoffwechsels zu dem bereits erwähnten Jo-Jo-Effekt führen kann.

Im Rahmen einer ausgewogenen Ernährung empfehle ich Ihnen, aufgrund Ihrer persönlichen genetischen Veranlagung die Energieaufnahme durch Kohlenhydrate entsprechend den Empfehlungen in Ihrer Auswertung zu gestalten. Da Sie Ihrer genetischen Veranlagung nach Kohlenhydrate stark in Körperfett umwandeln, sollten Sie auf die von uns empfohlene Menge und Art der Kohlenhydrate in Ihrer Nahrung besonders strikt achten, um Ihr Gewicht besser zu halten oder abzunehmen. Beachten Sie bitte auch, dass gerade süßes Obst viele Kohlenhydrate in Form von Fructose (Fruchtzucker) enthält, greifen Sie also eher zu säuerlichem Obst oder essen bei süßem Obst nur eher kleine Mengen.

Generell sind folgende Obstsorten geeignet: Ananas, Apfel, Apfelsine, Aprikosen, Banane, Birne, Brombeere, Erdbeere, Granatapfel, Grapefruit, Heidelbeeren, Himbeeren, Honigmelone, Johannisbeeren (rot und schwarz), Kaki, Kirschen, Kiwi, Limone, Litschi, Mandarinen, Mango, Melone, Nektarinen, Orangen, Pfirsich, Pflaumen, Preiselbeeren, Wassermelone, Weintrauben, Zitrone.

Gemüse und Hülsenfrüchte

Bei diesen Nahrungsmitteln gibt es keine besonderen Einschränkungen. Der Kohlenhydratgehalt ist relativ gering und bei Hülsenfrüchten zudem der Eiweißgehalt relativ hoch.

Geeignete Gemüsesorten: Artischocke, Aubergine, Blumenkohl, Brokkoli, Chicorée, Chinakohl, Eisbergsalat, Endivien, Fenchel,

Grünkohl, Gurken, Ingwer, Kohlrabi, Kopfsalat, Kürbis, Mangold, Möhren (Karotten), Paprikafrüchte, Pastinake, Porree (Lauch), Rettich, Rhabarber, Rosenkohl, Rote Bete, Rotkohl, Rucola, Sauerkraut, Schnittlauch, Sellerie, Sojasprossen, Spargel, Spinat, Tomaten, Topinambur, Weißkohl, Wirsing, Zucchini, Zwiebel

Alle Hülsenfrüchte, wie z. B. weiße Bohnen, Erbsen, Kichererbsen, Linsen, Kidneybohnen und Sojabohnen, sind empfehlenswert.

Um möglichst viele Vitamine zu erhalten, die sonst beim Kochen verloren gehen würden, können Sie geeignete Gemüsearten auch roh verzehren; aber natürlich immer nur in der individuell verträglichen Menge. Ideales Rohkostgemüse: Chicorée, Chinakohl, Eisbergsalat, Endivien, Feldsalat, Fenchel, Gewürzgurken, Gurken, Kohlrabi, Kopfsalat, Möhren (Karotten), Paprikafrüchte, Radicchio, Radieschen, Rhabarber, Rotkohl, Rucola, Sellerie, Sojasprossen, Spargel, Spinat, Tomaten, Weißkohl, Zwiebeln.

Proteine sind Ihr »Treibstoff«

Beta-Typen verstoffwechseln eiweißhaltige Nahrungsmittel wie Eier, Hülsenfrüchte, Fisch, Fleisch, Tofu und Milchprodukte sehr gut. Eiweißreiche Kost wird bei Ihnen als Beta-Typ langsamer in Körperfett umgewandelt, als dies bei der Aufnahme kohlenhydratreicher Nahrungsmittel der Fall ist. Proteine sind generell die wertvollsten Makronährstoffe in der Ernährung. Sie bestehen aus Aminosäuren und dienen als Grundbausteine aller Zellen im Körper. Nicht nur Muskelgewebe, sondern auch Organe, Hormone und Botenstoffe bestehen aus Proteinen.

Da Sie Proteine sehr gut verstoffwechseln, können Sie Ihren Eiweißverzehr für eine Gewichtsabnahme zeitweise auf 40 % erhöhen. Vermeiden Sie in jedem Falle aber sogenannte Extremdiäten, z. B. nur noch proteinreiche Nahrungsmittel zu sich zu nehmen. Eine fast ausschließliche Ernährung mit Proteinen erhöht nämlich das Risiko von Nierenschäden, Kopfschmerzen, Übelkeit, Dehydratation, Verstopfung und schlechtem Atem.

Geeignete proteinreiche Nahrungsmittel für den Beta-Typ

Da der Beta-Typ sowohl Proteine als auch Fette gut verstoffwechselt, ist er der einzige Meta-Typ, der ohne schlechtes Gewissen ein Stück Brathähnchen samt fettiger Haut essen könnte. Bei allen anderen Typen würde diese Eiweiß-Fett-Kombination unweigerlich »auf die Hüften gehen«, beim Beta-Typ aber nicht. Dennoch sind natürlich auch für den Beta-Typ eher gesunde pflanzliche Öle und regelmäßig eine Portion Omega-3-Fettsäure-reicher Seefisch empfehlenswert. Doch der Beta-Typ hat bei Fleisch, Fisch und Wurstwaren die größte Auswahl, denn er muss nicht zwangsläufig zu mageren Sorten greifen.

Der Beta-Typ hat mit Fetten kein Problem

Ihr Meta-Typ »Beta« zeichnet sich zudem dadurch aus, dass von den mit der Nahrung aufgenommenen Fetten überdurchschnittlich wenig in Körperfett umgewandelt werden. Fette sind neben den Kohlenhydraten die wichtigsten Energiespender des Körpers. Der physiologische Brennwert von Fett ist dabei mehr als doppelt so hoch wie bei Kohlenhy-

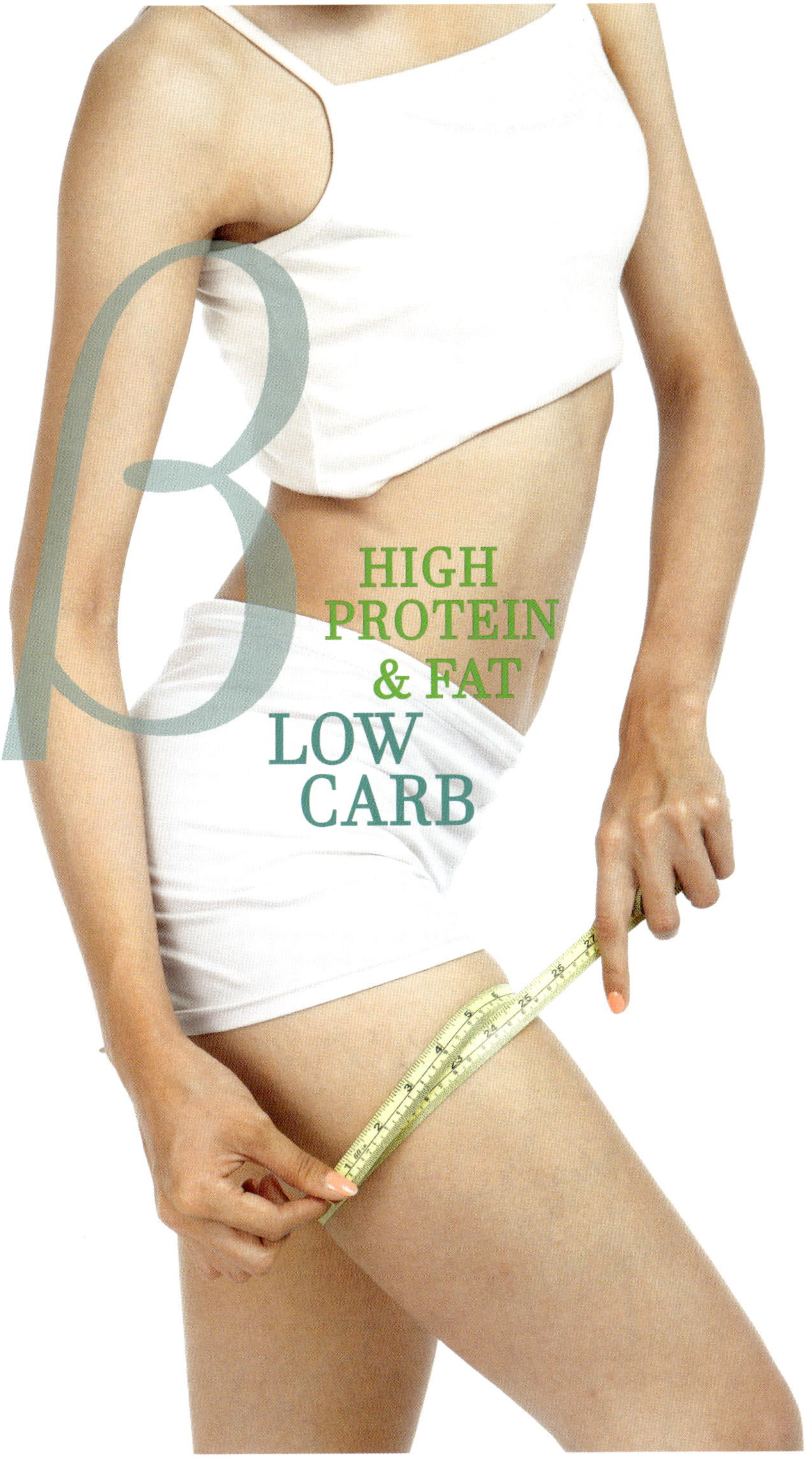
β
HIGH
PROTEIN
& FAT
LOW
CARB

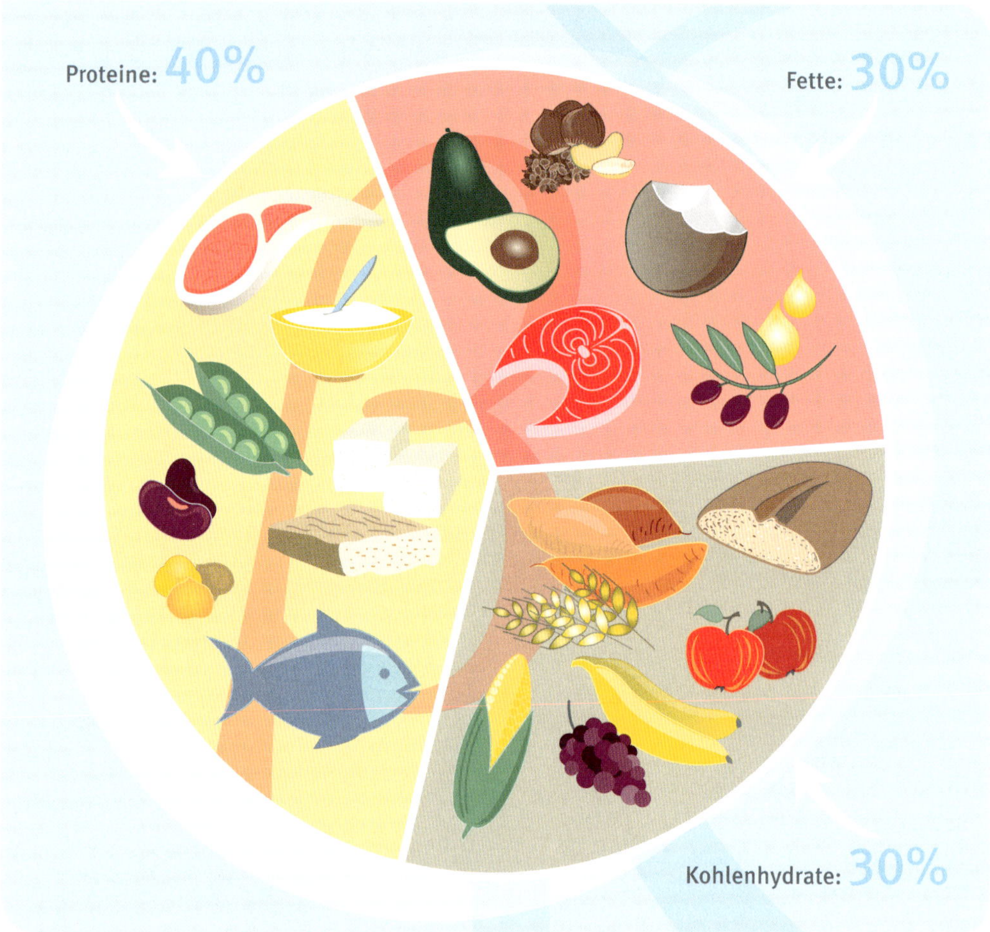

draten und Proteinen. Fette sind zudem Träger fettlöslicher Vitamine, wie A, D, E und K.

Ich empfehle Ihnen eine tägliche Energieaufnahme durch Fette in Ihrer Nahrung in Höhe von maximal 30%. Beachten Sie, dass die massive Aufnahme gesättigter Fettsäuren (tierische Fette, wie Butter) generell gesundheitsschädliche Folgen haben kann. Eine sehr fettreiche Ernährung belastet Herz und Kreislauf. So kann sich z.B. Cholesterin, welches überwiegend aus tierischen Fetten stammt, in den Arterien ablagern und das Schlaganfall- oder Herzinfarktrisiko erhöhen. Sie sollten daher möglichst gesättigte Fettsäuren (tierische Fette, wie z.B. Butter) vermeiden und dafür eher ungesättigte Fettsäuren (pflanzliche Öle, Fisch-Öle) im Verhältnis von 1 zu 5 (Omega 3 zu Omega 6) zu sich nehmen. Omega-3-Fettsäuren finden sich in Raps- und Leinöl sowie in Fisch wieder. Omega-6-Fettsäuren sind vor allem in Weizenkeimöl und Sonnenblumenöl enthalten.

So sieht die ideale Nährstoffverteilung des Beta-Typs zum Abnehmen aus.

Die langfristige Ernährung des Beta-Typs

Langfristig ernährt sich der Beta-Typ idealerweise relativ proteinreich, mit mäßigem Fettanteil und relativ kohlenhydratarm. Die zu Ihnen passende, konkrete Empfehlung finden Sie in Ihrem MetaCheck-Analyseergebnis. Da Sie Proteine besonders gut verstoffwechseln und Fette überdurchschnittlich gut, Kohlenhydrate hingegen schlecht, bieten sich für Sie auch weiterhin kohlenhydratarme Diäten an.

Beta-Typ: Abnehmen und schlank bleiben

Überblick über die empfohlenen Makronährstoffe beim Beta-Typ.

Während der Abnehmphase

- Reduzieren Sie den Kohlenhydratanteil auf 30%: Dazu möglichst alle zuckerreichen Lebensmittel und Weißmehlprodukte ganz weglassen; Kartoffeln und Vollkornprodukte – als gesunde Kohlenhydrate – nur in kleinen Mengen.
- Der Proteinanteil wird auf 40% erhöht: Sie dürfen alle Fleisch- und Fischsorten – auch die fetten – in gesunden Mengen verwenden.
- Der Fettanteil sollte max. 30% betragen, überwiegend aus pflanzlichen Quellen stammen und reich an mehrfach ungesättigten Fettsäuren sein, insbesondere reich an Omega-3-Fettsäuren.

Langfristige Ernährung, um das Gewicht zu halten

- Verzichten Sie möglichst weiterhin auf stark zuckerhaltige Lebensmittel und Weißmehlprodukte. Achten Sie auf Kohlenhydratquellen, die reich an komplexen Kohlenhydraten sind.
- Sie dürfen auch langfristig alle Eiweißspender (tierische und pflanzliche) genießen, ohne immer auf den Fettanteil achten zu müssen.
- Dennoch sollten auch Beta-Typen überwiegend pflanzliche Fette, die reich an mehrfach ungesättigten Fettsäuren sind, bevorzugen.
- Die für Sie individuelle Verteilung der Makronährstoffenergie für eine langfristige Ernährungsumstellung entnehmen Sie Ihrem MetaCheck-Ergebnis.

Gewichtsreduktion beim Gamma-Typ

Evolutionär gesehen ist der Gamma-Typ ein Ackerbauer, der sich bereits an den Getreideanbau und -verzehr angepasst hat. Er kommt sehr gut mit Kohlenhydraten klar.

Im Vergleich zum Alpha- und Beta-Typ sind dagegen die Verstoffwechslung von Proteinen und Fetten nicht seine Stärken. Geeignete Diät- bzw. Ernährungsformen, die sich zur Gewichtsreduzierung gut eignen, sind beim Gamma-Typ z. B. die LowFat-Diät in Kombination mit einer Kalorienrestriktion.

Auch wenn Fette beim Gamma-Typ schnell ansetzen, dürfen sie nicht komplett verbannt oder zu stark reduziert werden. Damit eine ausreichende Versorgung mit essenziellen Fettsäuren und eine adäquate Absorption fettlöslicher Vitamine gewährleistet werden können, sollte der Fettanteil nicht unter 15 % des täglichen Energiebedarfs sinken.

Wird die Gesamtenergiemenge abgesenkt, können die aufgenommenen Fett- und Proteinmenge zurückgefahren und der Kohlenhydratanteil erhöht werden. Hierbei ist jedoch die von der DGE definierte Obergrenze des prozentualen Anteils an Kohlenhydraten von 60 % zu berücksichtigen.

Wenn Sie bei Ihrer Ernährung den Anteil an Proteinen und Fetten konsequent reduzieren, steigt automatisch der Anteil an Kohlenhydraten und Ballaststoffen. So vermeiden Sie, dass die aufgenommenen Kalorien bei Ihnen schnell in Körperfett umgewandelt werden.

Bei Ihrem Meta-Typ »Gamma« wird eine über den Tag verteilte Nahrungsaufnahme empfohlen. Daher sollten Sie lieber 3 bis 5 Mal am Tag kleinere Zwischenmahlzeiten zu sich nehmen, als wenige Male pro Tag eine Hauptmahlzeit.

Die Verteilung der Makronährstoffe nachvollziehen

Wie schon bei den anderen Meta-Typen will ich auch beim Gamma-Typ anhand eines Beispiels erläutern, wie sich der empfehlenswerte Anteil der Kohlenhydrate, Proteine und Fette am Gesamtenergiebedarf berechnen lässt. Diese Beispielrechnung soll

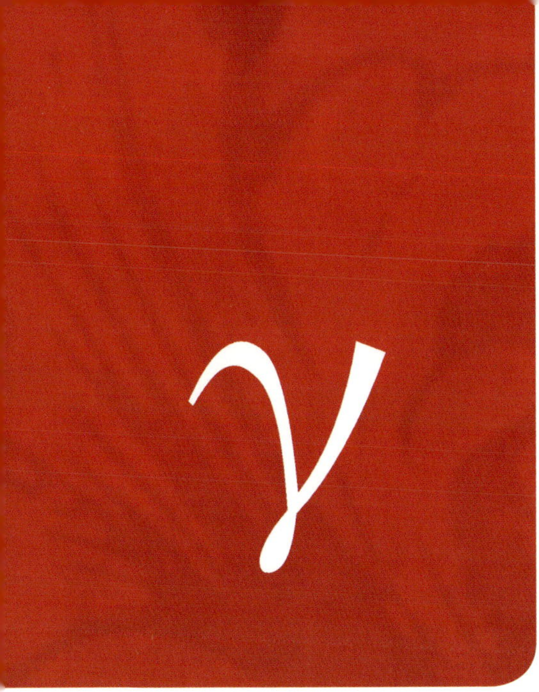

nur der Veranschaulichung dienen und bedeutet keineswegs, dass Sie selbst irgendetwas ausrechnen müssten. Alles, was Sie zum Meta-Typ-gerechten Abnehmen benötigen, erhalten Sie nach Ihrem MetaCheck schon für Sie persönlich berechnet.

Angenommen, Sie wiegen 80 kg und haben einen täglichen Kalorienbedarf von 2000 kcal. Ihrer Auswertung können Sie die für Sie geeignete Verteilung der drei Makronährstoffe entnehmen. Für die Abnehmphase wäre dies für Ihren Meta-Typ 60 % Kohlenhydrate, 20 % Proteine und 20 % Fette. Dies würde bedeuten, dass 1200 kcal durch Kohlenhydrate aufgenommen werden sollten, 400 kcal durch Proteine und 400 kcal in Form von Fetten. Kohlenhydrate und Proteine enthalten jeweils 4,1 kcal pro Gramm. Fette enthalten 9,3 kcal, also mehr als doppelt so viele Kalorien pro Gramm. Daraus ergeben sich dann die folgenden Mengen für die drei Makronährstoffe: 293 g Kohlenhydrate, 98 g Proteine und 43 g Fette.

In der folgenden Tabelle finden Sie ein beispielhaftes 4-Wochen-Start-Programm. Der Plan wurde für eine Frau, die 34 Jahre alt, 165 cm groß und 79 kg schwer ist, erstellt.

Her mit den Kohlenhydraten!

Wenn Ihre genetische Analyse ergeben hat, dass Sie zum Meta-Typ »Gamma« gehören, können Sie kohlenhydrathaltige Lebensmittel im Vergleich zum Durchschnitt der Bevölkerung gut verstoffwechseln. Alle Lebensmittel, die überwiegend aus Kohlenhydraten bestehen, bereiten Ihnen keine Gewichtsprobleme. Daher ist eine Reduktion des Anteils an Kohlenhydraten im Rahmen Ihrer Ernährung kaum notwendig. Natürlich ist das kein Freifahrtschein, um den ganzen Tag Süßigkeiten, Kuchen und Kekse zu futtern, denn diese enthalten viel Zucker, auf den Sie im Rahmen einer gesunden Ernährung weit möglichst verzichten sollten. Aber anders als beim Alpha- und Beta-Typ sind übliche Portionen an Brot, Nudeln oder Kartoffeln auch im Rahmen einer Diät unproblematisch.

Die Funktion der Kohlenhydrate ist die Energieversorgung des menschlichen Körpers. Im Gegensatz zu den Fetten werden sie schnell verwertet und liefern dem Körper in kürzester Zeit Energie. Kohlenhydrate unterteilt man in einfache und komplexe Kohlenhydrate. Einfache Kohlenhydrate (z. B. in Süßwaren und Traubenzucker) liefern schnell, aber kurzfristig Energie, wohingegen die Energie bei komplexen Kohlenhydraten (z. B. Vollkornprodukten und anderen stärkehaltigen Lebensmitteln) langsamer über einen längeren Zeitraum freigesetzt wird. Gamma-Typen können bis zu 60 % Ihrer Energie in Form von Kohlenhydraten aufnehmen. Welche genaue Empfehlung für Sie persön-

4-Wochen-Ernährungsplan für den Gamma-Typ*

Frühstück	Mittag	Abendessen
Woche 1		
5 Esslöffel Haferflocken 2 Stück oder Handvoll Obst 1 Glas Milch (1,5 % Fett)	2 Handvoll Nudeln 5 Handvoll Gemüse 1 Portion mageres Fleisch oder Fisch	3 Scheiben Brot 4 Handvoll Rohkostgemüse 2 Teelöffel Speiseöl 2 Esslöffel Essig oder Zitronensaft 1 Stück oder Handvoll Obst 3 Esslöffel fettarmer Hüttenkäse (‹ 10 % Fett i. Tr.)
Woche 2		
2 Scheiben Brot 2 Stück oder Handvoll Obst 1 Scheibe magerer Aufschnitt 1 kleiner Becher Naturjoghurt (1,5 % Fett) 2 Teelöffel Honig	1 kleine Tasse Reis 4 Handvoll Gemüse 1 Portion mageres Fleisch oder Fisch	2 Scheiben Brot 4 Handvoll Rohkostgemüse 1 Scheibe Käse (48 % Fett i. Tr.) 2 Stück oder Handvoll Obst
Woche 3		
8 Esslöffel Haferflocken 2 Stück oder Handvoll Obst 2 kleine Becher Naturjoghurt (1,5 % Fett) 1 Teelöffel Honig	1 Handvoll Nudeln 4 Handvoll Gemüse 1 Portion mageres Fleisch oder Fisch 1 Stück oder Handvoll Obst	3 Scheiben Brot 6 Esslöffel fettarmer Hüttenkäse (‹ 10 % Fett i. Tr.) 4 Handvoll Rohkostgemüse 1 Teelöffel Speiseöl 1 Esslöffel Essig oder Zitronensaft
Woche 4		
3 Scheiben Brot 2 Stück oder Handvoll Obst 3 Scheiben magerer Aufschnitt	4 Stück Kartoffeln (mittelgroß) 4 Handvoll Gemüse 1 Portion mageres Fleisch oder Fisch 2 Stück oder Handvoll Obst	1 große Tasse Gemüsebrühe 4 Handvoll Gemüse 3 Scheiben Brot 3 Esslöffel fettarmer Hüttenkäse (‹ 10 % Fett i. Tr.)

* Die Zusammensetzung der einzelnen Mahlzeiten hängt neben Ihrem Meta-Typ auch von Ihren persönlichen Daten (Gewicht, Alter, Größe, Geschlecht, BMI etc.) ab. Dieser Plan ist ein Beispiel für eine Frau, die 34 Jahre alt, 165 cm groß und 79 kg schwer ist.

lich gilt, finden Sie in Ihrem MetaCheck-Ergebnis.

Obwohl Sie Ihrer genetischen Veranlagung nach Kohlenhydrate gut verwerten, sollten Sie auf die von uns empfohlene Menge an Kohlenhydraten in Ihrer Nahrung achten, um ausgewogener Ihr Gewicht zu halten oder abzunehmen.

Vermeiden Sie in jedem Falle sogenannte Extremdiäten, z. B. nur noch kohlenhydratreiche Kost zu sich zu nehmen. Eine fast ausschließliche Ernährung mit Kohlenhydraten kann den Verlust von Muskelgewebe und Mineralienmangel zur Folge haben. Ferner steigt mit einer sehr stark kohlenhydratreichen Ernährung (insbesondere mit viel Zucker) das Risiko, an Diabetes mellitus zu erkranken.

Obacht bei den Fleisch- und Fischportionen

Die optimale Ernährung für Ihren Meta-Typ »Gamma« sollte nur sehr eingeschränkt aus eiweißhaltigen Nahrungsmitteln (Eiern, Hülsenfrüchten, Fisch, Fleisch, Tofu, Milchprodukten) bestehen. Die Verstoffwechslung dieser Nahrungsmittel funktioniert bei Ihnen nicht besonders gut, das heißt, sie werden stärker in Körperfett umgewandelt, als dies bei der Aufnahme kohlenhydratreicher Lebensmittel der Fall ist.

Proteine sind jedoch wertvolle Makronährstoffe in der Ernährung – auch für den Gamma-Typ. Auf eine ausreichende tägliche Proteinzufuhr sollte auf jeden Fall geachtet werden, da der Körper ansonsten wichtiges Muskelgewebe abbaut. Andererseits kann zu viel Protein zu Gesundheitsstörungen führen. Wie viel Protein genau für den mensch-

1×1 der Kohlenhydrate

Die Hauptfunktion der Kohlenhydrate ist die Energieversorgung des menschlichen Körpers. Kohlenhydrate können aus einem der drei Grundbausteine Glukose, Fruktose und Galaktose (»Einfachzucker«), zwei dieser Bausteine (»Zweifachzucker«) oder lange Ketten dieser Bausteine bestehen. Glukose (Traubenzucker) ist die wichtigste Energiequelle. 1 g Glukose liefert 4 kcal. Das Gehirn deckt seinen Energiebedarf fast ausschließlich mit Glukose. Diese wird im Dünndarm über einen speziellen Transporter direkt ins Blut aufgenommen. Nach dem Verzehr von Traubenzucker steht uns daher sofort Energie zur Verfügung.

Zweifachzucker bestehen aus zwei miteinander verbundenen Einfachzuckern. Unser Haushaltszucker Saccharose besteht z. B. aus Glukose und Fruktose. Stärke und Glykogen sind langen Ketten aus Glukose. Diese Ketten werden während der Verdauung im Darm gespalten, sodass Glukose letztlich über die Blutbahn zu den verschiedenen Organen gelangen kann, um die benötigte Energie zur Verfügung zu stellen. Glykogen ist unser Kohlenhydratspeicher. Der Hauptanteil des gespeicherten Glykogens befindet sich in der Leber und in der Muskulatur. Wird Energie in Form von Glukose benötigt, kann diese schnell aus Glykogen freigesetzt werden.

lichen Körper erforderlich ist, war lange Zeit ungeklärt. Jahrzehntelang empfahlen Ernährungsexperten nur einen geringen Anteil an Proteinen in der Nahrung zu sich zu nehmen. Heute wird für eine langfristige gesunde Ernährung eine Menge von etwa 0,8 g Protein pro Tag und pro kg Körpergewicht empfohlen.

Da Sie Proteine nicht so gut verstoffwechseln, ist eine leicht verringerte Aufnahme von Proteinen für Sie vorteilhaft, wenn Sie besser abnehmen bzw. Ihr Gewicht dauerhaft halten wollen. Sie sollten trotz Ihrer genetischen Veranlagung nicht völlig auf Proteine verzichten, da der hierdurch ausgelöste Proteinmangel gravierende Folgen in Form des Verlustes wichtiger Zellbestandteile und Muskelmasse haben kann.

Achten Sie auch auf die Fettmenge

Ebenso ist bei Ihrem Meta-Typ »Gamma« die Berücksichtigung fetthaltiger Nahrungsmittel unerlässlich. Sie sollten darauf achten, fetthaltige Lebensmittel in Ihrer Nahrung etwas zu reduzieren, da Ihr Körper diese im Vergleich zum Bevölkerungsdurchschnitt etwas schneller in Form von Körperfett speichert. Fette sind neben den Kohlenhydraten die wichtigsten Energiespender des Körpers. Der physiologische Brennwert von Fett ist dabei mehr als doppelt so hoch wie bei Kohlenhydraten und Proteinen.

Bei einer gewünschten Gewichtsreduktion lassen sich deshalb gerade über Fette unnötige Kalorien einsparen. Da Ihr Körper Fette

Komplexe Kohlenhydrate und Ballaststoffe

Mehrfachzucker werden aufgrund ihres komplexen Aufbaus und einer langsameren Verdauung auch als »komplexe Kohlenhydrate« bezeichnet. Auch bestimmte Ballaststoffe zählen zu den komplexen Kohlenhydraten und sind Mehrfachzucker, die aufgrund ihrer Struktur im menschlichen Verdauungstrakt nicht verdaut werden können. Ganz genau müsste es heißen: Die menschlichen Enzyme können die Ballaststoffe nicht abbauen; denn die zahlreichen Bakterien, die unseren Dickdarm besiedeln, können es sehr wohl. Ballaststoffe wandern daher unverdaut in den Dickdarm und werden dort von den kleinen Helfern abgebaut. Sie dienen den Bakterien als Nahrung. Die bakteriellen Abbauprodukte der Ballaststoffe können bei empfindlichen Menschen zu Blähungen und Durchfall führen, wenn ungewohnt große Mengen verzehrt werden, z. B. mehrere Scheiben Vollkornbrot oder eine Mahlzeit aus Hülsenfrüchten (Linsen, Bohnen, Erbsen).

Die Mehrzahl der Ballaststoffe sind Strukturbestandteile der Pflanzenzellen oder Speicherstoffe und daher in allen pflanzlichen Lebensmitteln wie Gemüse, Obst, Getreide und Hülsenfrüchten enthalten. Ballaststoffe haben zahlreiche positive Auswirkungen auf die Verdauung. Der Verzehr von ballaststoffreichen Lebensmitteln erhöht das Volumen der jeweiligen Mahlzeit und sorgt so für ein schnelleres Sättigungsgefühl. Allgemein ist eine hohe Ballaststoffzufuhr zudem mit einem verminderten Darmkrebsrisiko verbunden.

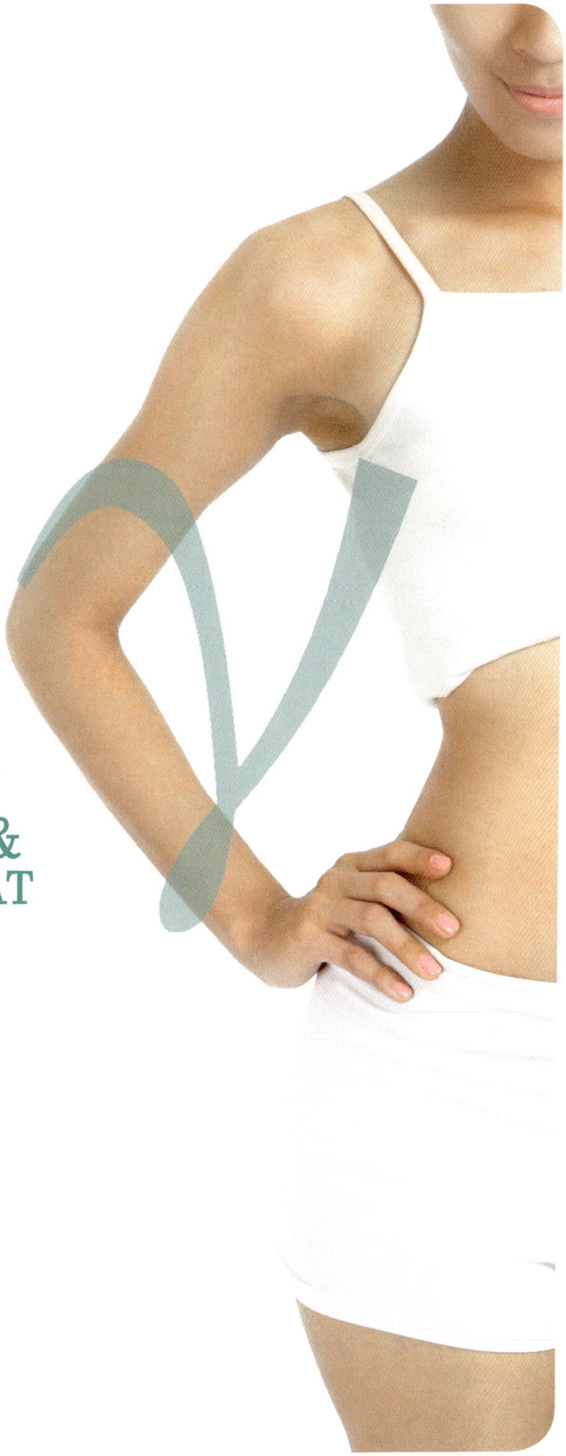

HIGH CARB LOW PROTEIN & LOW FAT

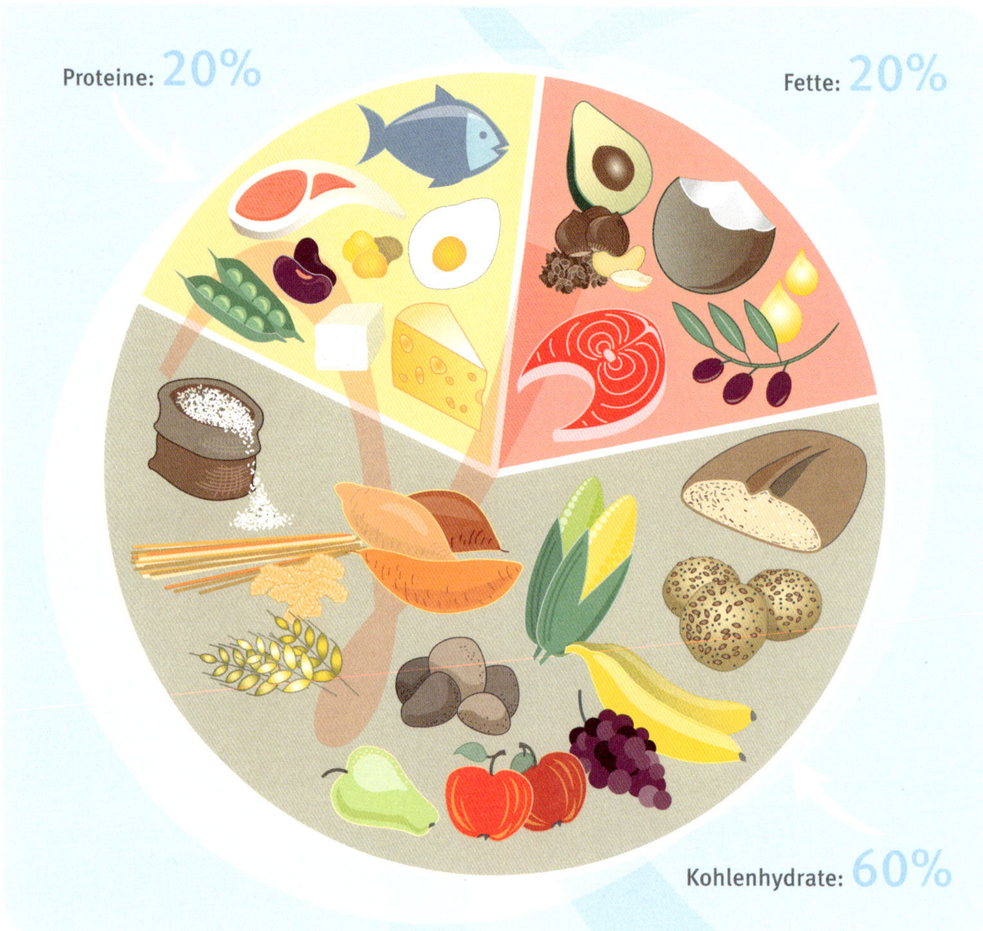

im Vergleich zum Bevölkerungsdurchschnitt etwas schneller in Körperfett umwandelt, sollten Sie eher auf fetthaltige Lebensmittel verzichten bzw. deren Anteil in der Ernährung reduzieren. Ein kompletter Verzicht auf Fette bzw. Öle ist allerdings nicht anzuraten, da Ihr Körper eine gewisse Menge an essenziellen Fettsäuren benötigt. Versuchen Sie dabei aber möglichst, gesättigte Fettsäuren (tierische Fette, wie z. B. Butter) zu vermeiden und dafür eher ungesättigte Fettsäuren (pflanzliche Öle, Fisch-Öle) im Verhältnis von 1 zu 5 (Omega-3- zu Omega-6-Fettsäuren) zu sich zu nehmen. Omega-3-Fettsäure-reich ist Raps- und Leinöl sowie Fisch. Weizenkeim- und Sonnenblumenöl liefern dagegen eher Omega-6-Fettsäuren.

Will der Gamma-Typ abnehmen, sollten die Kohlenhydrate überwiegen.

Das Gewicht halten

Die optimale Ernährung für Ihren Meta-Typ »Gamma« sollte auch langfristig in ausreichendem Maße aus kohlenhydrathaltigen

Nahrungsmitteln bestehen. Die Verstoffwechslung derartiger Nahrungsmittel funktioniert, im Vergleich zur durchschnittlichen Bevölkerung, bei Ihnen gut. Kohlenhydrate setzen bei Ihnen weniger an als bei anderen Meta-Typen (Alpha und Beta). Eine pauschale Reduktion des Anteils an Kohlenhydraten bei Ihrer Ernährung ist nicht notwendig. Dagegen ist eine leichte Reduktion des Proteinanteils in Ihrer Nahrung auch auf lange Sicht zu empfehlen. Ebenso ist bei Ihrem Meta-Typ die Berücksichtigung fetthaltiger Nahrungsmittel vernünftig. Sie sollten darauf achten, wenig fetthaltige Nahrungsmittel zu sich zu nehmen, da Ihr Körper diese schnell in Form von Körperfett speichert.

Gamma-Typ: Abnehmen und schlank bleiben

Überblick über die empfohlenen Makronährstoffe beim Gamma-Typ.

Während der Abnehmphase

- Erhöhen Sie den Kohlenhydratanteil auf 60%: Auch wenn Sie ein »Kohlenhydrat-Typ« sind, bitte dennoch möglichst auf gesunde Kohlenhydrate aus Vollkornprodukten, Kartoffeln Hülsenfrüchten, Gemüse und Obst achten.
- Der Proteinanteil wird auf etwa 20% gesenkt: Verwenden Sie vor allem magere Proteinspender wie mageres Fleisch oder Fisch, Magerquark oder pflanzliche Eiweißlieferanten.
- Der Fettanteil sollte 15% bis max. 20% betragen, überwiegend aus pflanzlichen Quellen stammen und reich an mehrfach ungesättigten Fettsäuren sein, insbesondere reich an Omega-3-Fettsäuren.

Langfristige Ernährung, um das Gewicht zu halten

- Wie hoch der Anteil an Kohlenhydraten für Sie als Gamma-Typ bei der ausgewogenen, langfristigen Ernährung sein sollte, können Sie Ihrem Analyseergebnis entnehmen. Denken Sie daran, dass zuckerhaltige und Weißmehlprodukte auch für Sie ungünstig sind, da sie kaum Vitamine oder Mineralstoffe enthalten.
- Die Energieaufnahme aus proteinreicher Nahrung bleibt auf einem vergleichsweise niedrigen Niveau.
- Das Gleiche gilt für den Fettanteil. Bevorzugen Sie hochwertige, Omega-3-Fettsäure-reiche Fette und Öle.

Einfaches Abnehmen beim Delta-Typ

Den Delta-Typ kann man, genauso wie den Gamma-Typ, als guten Kohlenhydrat-Verwerter bezeichnen. Brot, Kartoffeln, Nudeln & Co. können dem Delta-Typ nichts anhaben.

Genauso wie beim Gamma-Typ muss auch der Delta-Typ bei den Kohlenhydraten nicht sparen. Der Anteil an Kohlenhydraten muss für eine Gewichtsreduktion bei Ihnen also nicht reduziert werden. Bevorzugen Sie dabei jedoch komplexe (langkettige) Kohlenhydrate wie z. B. Vollkornprodukte. Diese Ernährungsform bezeichnet man als SlowCarb-Ernährung. Neben den Kohlenhydraten kann der Delta-Typ auch Fette gut verstoffwechseln. Fette müssen bei einer Gewichtsabnahme also ebenfalls nicht stark reduziert werden. Der Fettanteil sollte dennoch 30 % nicht übersteigen.

Da der Delta-Typ lediglich den Verzehr von Proteinen einschränken sollte, ist bei einer Gewichtsabnahme vor allem eine Kalorienrestriktion sinnvoll. Die für Sie optimale Kalorienmenge zum Abnehmen kann Ihr MetaCheck-Berater für Sie ermitteln.

Zu Beginn einer Meta-Typ-gerechten Ernährungsumstellung zum Abnehmen empfiehlt sich folgende Anpassung der Makronährstoffverteilung:

- Der Kohlenhydratanteil kann auf 55 % erhöht werden. Doch auch »Kohlenhydrat-Typen« sollten natürlich möglichst gesunde Kohlenhydrate aus Vollkornprodukten, Kartoffeln, Gemüse und Obst bevorzugen.
- Der Proteinanteil wird gesenkt, und zwar auf 15 %. Die Fleisch- und Fischportionen sind also eher klein; dabei müssen Sie aber als guter Fettverwerter nicht unbedingt auf magere Sorten achten.
- Der Fettanteil sollte etwa 30 % betragen, überwiegend aus pflanzlichen Quellen stammen und reich an mehrfach ungesättigten Fettsäuren sein, insbesondere reich an Omega-3-Fettsäuren.

Bei Ihrem Meta-Typ »Delta« wird eine über den Tag verteilte Nahrungsaufnahme empfohlen. Daher sollten Sie lieber 3 bis 5 Mal am Tag kleinere Zwischenmahlzeiten zu sich nehmen, als wenige Male pro Tag eine Hauptmahlzeit.

δ

Wie ein 4-Wochen-Start-Programm beim Delta-Typ aussehen könnte, veranschaulicht die Tabelle auf der nächsten Seite. Dies ist der beispielhafte 4-Wochenplan für eine Frau, die 34 Jahre alt, 165 cm groß und 79 kg schwer ist.

Alternativ oder zusätzlich können Sie auch unser Ernährungsportal nutzen. Über den Link http://gesund-essen.cogap.de gelangen Sie auf das CoGAP-Ernährungsportal. Hier finden Sie für Ihren Meta-Typ passende Rezeptvorschläge und Diätpläne, die an Ihren Kalorienbedarf angepasst werden. Neben Ihrem Meta-Typ berücksichtigen diese auch weitere persönliche Daten, wie Geschlecht, Alter, Körpergröße, Gewicht und körperliche Aktivität.

Ein detailliertes Beispiel

Angenommen, Sie wiegen 80 kg und haben einen täglichen Kalorienbedarf von 2000 kcal. Ihrer Auswertung können Sie die für Sie geeignete Verteilung der drei Makronährstoffe entnehmen. Für die Abnehmphase wären dies für den Meta-Typ Delta 55 % Kohlenhydrate, 15 % Proteine und 30 % Fette. Dies würde bedeuten, dass 1100 kcal durch Kohlenhydrate aufgenommen werden sollten, 300 kcal durch Proteine und 600 kcal in Form von Fetten. Kohlenhydrate und Proteine enthalten jeweils 4,1 kcal pro Gramm. Fette enthalten 9,3 kcal pro Gramm. Daraus ergeben sich dann die folgenden Mengen für die drei Makronährstoffe: 268 g Kohlenhydrate, 73 g Proteine und 65 g Fette.

Brot, Nudeln oder Kartoffeln verbrennen Sie im Nu

Ihre genetische Analyse hat ergeben, dass Sie zu dem Meta-Typ »Delta« gehören und kohlenhydrathaltige Lebensmittel im Vergleich zum Durchschnitt der Bevölkerung gut verstoffwechseln. Diese werden also weniger stark in Form von Fettgewebe in Ihrem Körper gespeichert. Daher ist eine Reduktion des Anteils an Kohlenhydraten (Kartoffeln, Nudeln, Reis, Zucker, Weißmehl) im Rahmen Ihrer Ernährung kaum notwendig. Beachten Sie jedoch, dass Sie, um abzunehmen, nicht nur den Kohlenhydratanteil in Ihrer Nahrung, sondern auch deren Qualität entsprechend anpassen sollten. Qualitativ hochwertige Kohlenhydrate sind solche, die langsam im Körper abgebaut werden. Diese sind z. B. in Vollkornprodukten, Gemüse und Hülsenfrüchten enthalten (siehe Kasten).
Die für Sie optimale Kalorienmenge hängt von Ihrem Kalorienverbrauch im Ruhezustand (Grundumsatz) und der körperlichen Aktivität ab. Welche genaue Menge an Kohlenhydraten, Proteinen und Fetten Sie im Rahmen einer langfristigen, ausgewogenen Ernährung aufnehmen sollten, ist von Ihrer persönlichen genetischen Veranlagung

4-Wochen-Ernährungsplan für den Delta-Typ*

Frühstück	Mittag	Abendessen
Woche 1		
9 Esslöffel Haferflocken 2 Stück oder Handvoll Obst 1 Glas Milch (1,5 % Fett)	1 Handvoll Nudeln 4 Handvoll Gemüse 1 Portion Fleisch oder fettreicher Fisch	3 Scheiben Brot 4 Handvoll Rohkostgemüse 2 Teelöffel Speiseöl 1 Esslöffel Essig oder Zitronensaft 1 Stück oder Handvoll Obst
Woche 2		
2 Scheiben Brot 1 Stück oder Handvoll Obst 1 Scheibe magerer Aufschnitt 1 kleiner Becher Naturjoghurt (3,5 % Fett) 3 Teelöffel Honig	½ kleine Tasse Reis 4 Handvoll Gemüse 1 Portion Fleisch oder fettreicher Fisch	3 Scheiben Brot 4 Handvoll Rohkostgemüse 1 Scheibe Käse (48 % Fett i. Tr.) 1 Stück oder Handvoll Obst
Woche 3		
5 Esslöffel Früchtemüsli ohne Zucker 2 Stück oder Handvoll Obst 1 Glas Milch (1,5 % Fett)	4 Kartoffeln (mittelgroß) 4 Handvoll Gemüse 2 Esslöffel Hülsenfrüchte 1 Portion Rinderhackfleisch	3 Scheiben Brot 3 Esslöffel fettarmer Hüttenkäse (< 10 % Fett i. Tr.) 4 Handvoll Rohkostgemüse 1 kleiner Becher Naturjoghurt (1,5 % Fett) 1 Stück oder Handvoll Obst
Woche 4		
2 Scheiben Brot 1 Stück oder Handvoll Obst 2 Scheiben magerer Aufschnitt	2 Handvoll Nudeln 4 Handvoll Gemüse 1 Portion Fleisch oder fettreicher Fisch 1 Stück oder Handvoll Obst	2 Scheiben Brot 4 Handvoll Rohkostgemüse 1 kleiner Becher Naturjoghurt (3,5 % Fett) 2 Teelöffel Konfitüre

* Die Zusammensetzung der einzelnen Mahlzeiten hängt neben Ihrem Meta-Typ auch von Ihren persönlichen Daten (Gewicht, Alter, Größe, Geschlecht, BMI etc.) ab. Dieser Plan ist ein Beispiel für eine Frau, die 34 Jahre alt, 165 cm groß und 79 kg schwer ist.

abhängig. Die genauen Werte finden Sie in Ihrer MetaCheck-Auswertungsmappe.

Obwohl Sie Ihrer genetischen Veranlagung nach Kohlenhydrate gut verwerten, sollten Sie auf die von uns empfohlene Menge an Kohlenhydraten in Ihrer Nahrung achten, um ausgewogener Ihr Gewicht zu halten oder abzunehmen. Vermeiden Sie in jedem Falle sogenannte Extremdiäten, z. B. nur noch kohlenhydratreiche Kost zu sich zu nehmen. Eine fast ausschließliche Ernährung mit Kohlenhydraten kann den Verlust von Muskelgewebe und Mineralienmangel zur Folge haben. Ferner steigt mit einer sehr stark kohlenhydratreichen Ernährung (insbesondere mit viel Zucker) das Risiko, an Diabetes mellitus zu erkranken.

Sie sind kein »Steak-Typ« ...

Die optimale Ernährung für Ihren Meta-Typ »Delta« besteht tendenziell nicht aus eiweißhaltigen Nahrungsmitteln (Eiern, Hülsenfrüchten, Fisch, Fleisch, Tofu, Milchprodukten). Die Verstoffwechslung derartiger Nahrungsmittel funktioniert bei Ihnen weniger gut. Proteine werden bei Ihnen etwas stärker in Körperfett umgewandelt, als dies bei der Aufnahme kohlenhydratreicher Nahrungsmittel der Fall ist. Dennoch sind Proteine auch für Delta-Typen wertvolle Makronährstoffe, denn sie bestehen aus Aminosäuren, die als Grundbausteine aller Zellen im Körper dienen. Nicht nur Muskelgewebe, sondern auch Organe, Hormone und Botenstoffe bestehen aus Proteinen. Auf eine ausreichende tägliche Proteinzufuhr sollte geachtet werden, da der Körper ansonsten wichtiges Muskelgewebe abbaut. Andererseits kann zu viel Protein zu Gesundheitsstörungen führen. Wie viel Protein genau für den menschlichen Körper erforderlich ist, war lange Zeit ungeklärt. Jahrzehntelang empfahlen Ernährungsexperten, nur einen geringen Anteil an Proteinen in der Nahrung zu sich zu nehmen. Heute wird für eine langfristige gesunde Ernährung eine Menge von etwa 0,8 g Protein pro Tag und pro kg Körpergewicht empfohlen. Da Sie Proteine nicht so gut verstoffwechseln, ist eine leicht verringerte Aufnahme von Proteinen für Sie vorteilhaft, wenn Sie besser abnehmen bzw. Ihr Gewicht dauerhaft halten wollen. Sie sollten trotz Ihrer genetischen Veranlagung nicht völlig auf Proteine verzichten, da der hierdurch ausgelöste Proteinmangel gravierende Folgen in Form des Verlustes wichtiger Zellbestandteile und Muskelmasse haben kann.

... sondern ein »Pasta-Typ«

Ihr Meta-Typ »Delta« zeichnet sich zudem dadurch aus, dass von den mit der Nahrung aufgenommenen Fetten überdurchschnittlich wenig in Körperfett umgewandelt werden. Fette sind neben den Kohlenhydraten die wichtigsten Energiespender des Körpers. Der physiologische Brennwert von Fett ist dabei mehr als doppelt so hoch wie bei Kohlenhydraten und Proteinen. Bei einer gewünschten Gewichtsreduktion lassen sich deshalb gerade über Fette unnötige Kalorien einsparen. Da Sie Fette jedoch relativ schwach in Körperfett umwandeln, brauchen Sie nicht per se auf fetthaltige Nahrungsmittel zu verzichten bzw. deren Anteil an der Ernährung zu reduzieren. Beachten Sie aber bitte, dass die massive Aufnahme gesättigter Fettsäuren (tierische Fette, wie Butter) generell gesundheitsschädliche Folgen haben kann. Eine sehr fettreiche Ernährung belastet Herz und Kreislauf. So kann sich z. B. Cholesterin, welches überwiegend aus tierischen Fetten stammt, in den Arterien ablagern und das Schlaganfall- oder Herzinfarktrisiko erhöhen. Sie sollten möglichst gesättigte Fettsäuren (tierische Fette, wie z.B. Butter) vermeiden und dafür eher ungesättigte Fettsäuren (pflanzliche Öle, Fisch-Öle) zu sich nehmen. Der Fettanteil Ihrer Ernährung sollte daher maximal bei 30% liegen. Wenn die Ernährung vergleichsweise fettreich sein darf, ist es auch wichtig zu wissen, dass in vielen industriell gefertigten fetthaltigen Lebensmitteln Transfettsäuren enthalten sein können, die als gesundheitsschädlich gelten (siehe Kasten).

Langfristig schlank bleiben

Die optimale Ernährung für Ihren Meta-Typ »Delta« sollte tendenziell eher aus kohlenhydrathaltigen Nahrungsmitteln bestehen. Die Verstoffwechslung derartiger Nahrungsmittel funktioniert, im Vergleich zur durchschnittlichen Bevölkerung, bei Ihnen gut, d. h., sie werden kaum in Körperfett umgewandelt. Daher ist eine pauschale Reduktion des Anteils an Kohlenhydraten (Kartoffeln, Nudeln, Reis,) bei Ihrer Ernährung weniger stark notwendig. Dagegen ist eine geringe Reduktion des Proteinanteils in Ihrer Nahrung zu empfehlen. Ihr Meta-Typ zeichnet sich zudem dadurch aus, dass mit der Nahrung aufgenommene Fette nicht so schnell in Körperfett umgewandelt werden.

Wenn Sie bei Ihrer Ernährung den Anteil an gesättigten Fettsäuren reduzieren und proteinreiche Nahrungsmittel nur in Maßen zu sich nehmen, steigt automatisch der Anteil an Kohlenhydraten in Ihrer Nahrung. Hierdurch erreichen Sie, dass die aufgenommenen Kalorien bei Ihnen nicht so schnell in Körperfett umgewandelt werden, wie dies bei einer sehr proteinreichen Ernährung der Fall wäre.

Delta-Typ: Abnehmen und schlank bleiben

Überblick über die empfohlenen Makronährstoffmengen beim Delta-Typ.

Während der Abnehmphase

- Erhöhen Sie den Kohlenhydratanteil auf 55%: Auch wenn Sie ein »Kohlenhydrat-Typ« sind, bitte dennoch möglichst auf gesunde Kohlenhydrate aus Vollkornprodukten, Kartoffeln und Obst achten.

Transfettsäuren vermeiden

Transfettsäuren sind kritisch zu betrachten. Sie entstehen bei der industriellen Härtung von Speisefetten, wie etwa bei der Herstellung von Margarine, aus den mehrfach ungesättigten Fettsäuren. Lebensmittel mit hohen Anteilen an Transfettsäuren sind Backwaren, Süßigkeiten und (frittiertes) Fast Food. Der häufig bemängelte Transfettsäure-Gehalt in Margarine ist in den letzten Jahren erfreulicherweise rückläufig. Transfettsäuren werden mit Krankheitsrisiken assoziiert. Sie erhöhen das Risiko für koronare Herzkrankheit und den »schlechten« Cholesterinwert (LDL-Cholesterin) im Blut stärker als ungesättigte Fettsäuren. Zudem senken sie den »guten« Cholesterinwert (HDL-Cholesterin).

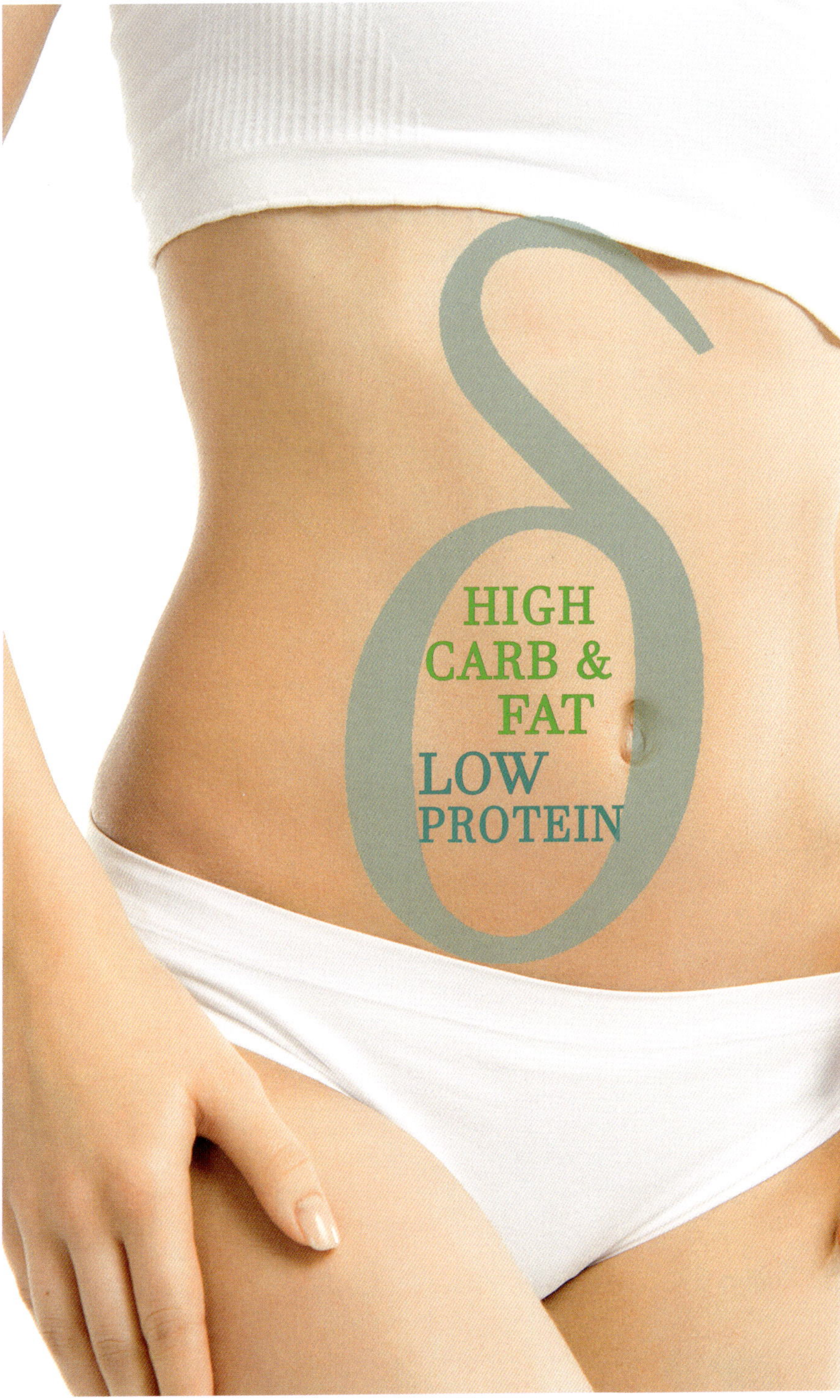
HIGH
CARB &
FAT
LOW
PROTEIN

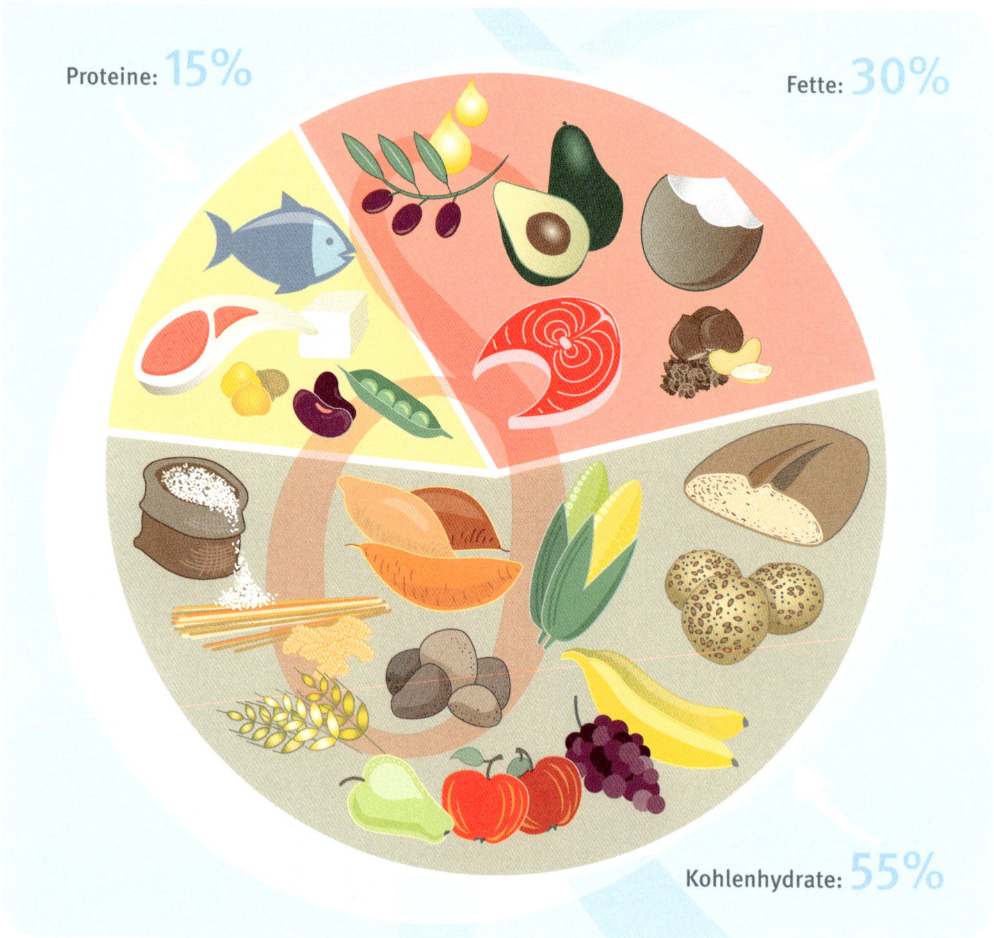

- Der Proteinanteil wird auf 15 % gesenkt: Ihre Fleisch- und Fischportionen sollten eher klein sein; doch Sie dürfen alle Sorten – auch die fetten – verwenden.
- Der Fettanteil sollte max. 30 % betragen, überwiegend aus pflanzlichen Quellen stammen und reich an mehrfach ungesättigten Fettsäuren sein, insbesondere reich an Omega-3-Fettsäuren.

Langfristige Ernährung, um das Gewicht zu halten

- Bei der ausgewogenen, langfristigen Ernährung kann der Anteil an Kohlenhydraten beim Meta-Typ Delta, abhängig von der individuellen genetischen Konstellation (aus Ihrer Auswertung), bis zu 60 % betragen. Sie sollten sich überwiegend von »gesunden Kohlenhydraten«, wie sie z. B. in Vollkornprodukten vorkommen, ernähren.
- Die Proteinportion sollte vergleichsweise klein bleiben (den genauen Wert finden Sie in Ihrer Auswertung), darf aber Fett enthalten.

▲ Mit dieser Verteilung kann der Kohlenhydrat+Fett-Typ (Delta-Typ) spielend abnehmen.

- Für die Fette empfehle ich einen maximalen Energieanteil in Höhe von 30%. Auch dieser ist abhängig vom jeweiligen individuellen MetaCheck-Ergebnis. Bevorzugen Sie hochwertige, Omega-3-Fettsäure-reiche Fette und Öle.

So essen die vier Meta-Typen – einige Rezeptbeispiele

Rezeptbeispiele für Meta-Typen

Auf den nun folgenden Seiten stelle ich Ihnen beispielhaft einige Rezepte für Frühstück, Mittagessen und Abendessen für die vier Meta-Typen vor. Denn eine Ernährungsumstellung gelingt nur dann auf lange Sicht, wenn der Genuss nicht zu kurz kommt und die Diät uns mit allen Nährstoffen versorgt, die wir brauchen. Wie abwechslungs- und vitalstoffreich die Gen-Diät MetaCheck ist, erkennen Sie an der kleinen Rezeptauswahl.

Bei der Berechnung der Rezepte habe ich als Beispielperson eine 45-jährige Frau zugrunde gelegt, die bei einer Größe von 1,68 m 78 kg wiegt und gern 0,5 kg pro Woche abnehmen möchte. Sie hat einen Bürojob und ist bisher in ihrer Freizeit nur wenig aktiv.

Wie Sie wissen, werden für jeden einzelnen Menschen nicht nur anhand des Meta-Typs, sondern auch aufgrund der individuellen Daten wie Alter, Geschlecht und Kalorienbedarf bedarfsgerechte Rezepte erstellt. Die nachfolgenden Rezepte sind genau auf diese Beispielperson zugeschnitten und Ihre Rezepte werden leicht oder auch stärker davon abweichen, je nachdem wie stark Sie dem Beispiel gleichen oder eben nicht.

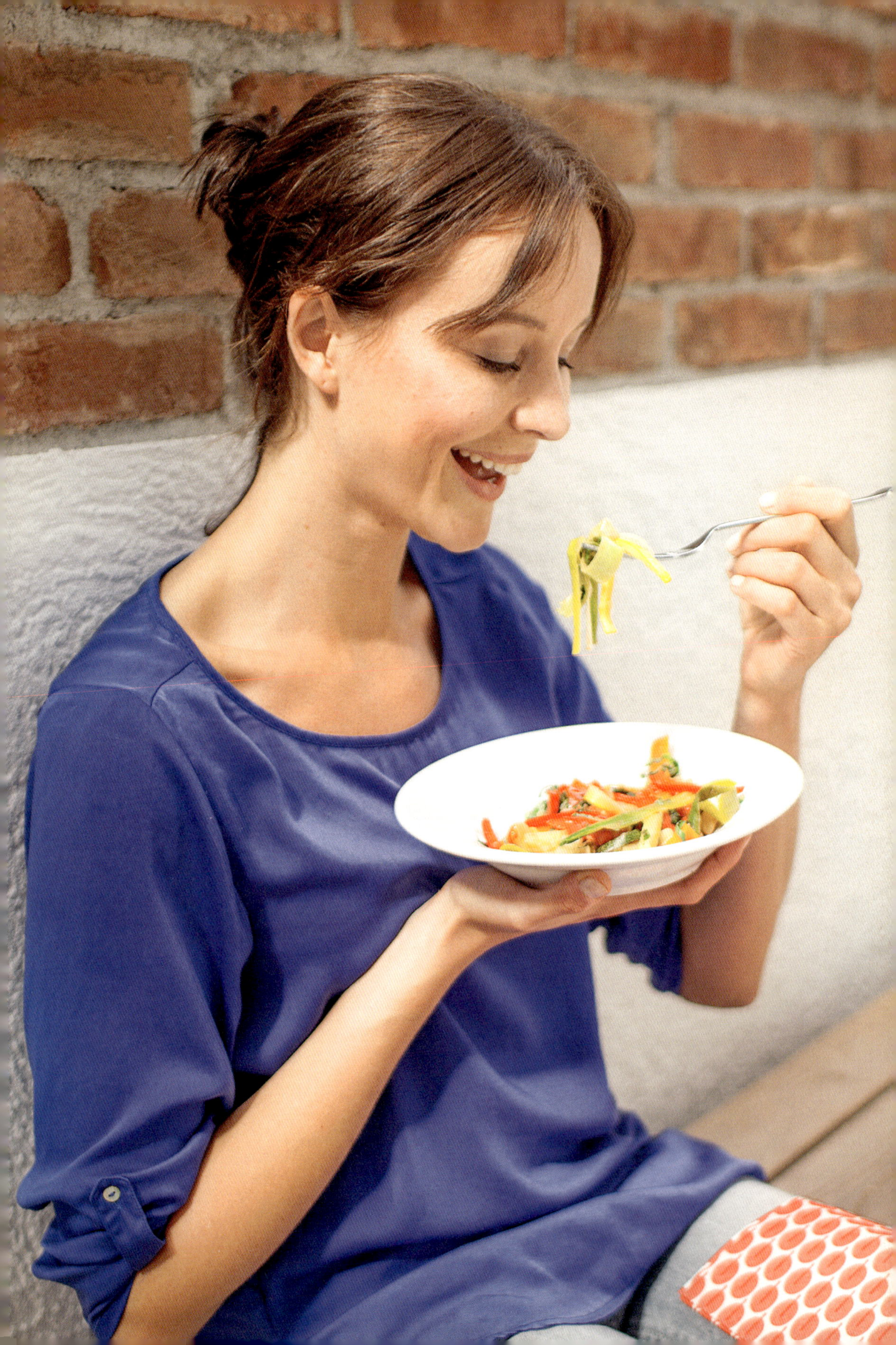

Rezepte für die vier Meta-Typen

Beispielhaft stelle ich Ihnen einige Meta-Typ-gerechte Rezepte vor, die zeigen, dass jeder Meta-Typ genussvoll abnehmen kann und dabei auf nichts verzichten muss.

Frühstück

Meta-Typ Alpha: Frühstück

Fruchtiger Hüttenkäse mit Pumpernickel

Für 1 Portion
ca. 5 Min.

60 g Pumpernickel • 2 TL Zitronensaft • 1 TL Honig • 300 g Hüttenkäse (3,9 %) • 200 g Himbeeren

- Pumpernickel grob in Stücke zerteilen. Honig und Zitronensaft in den Hüttenkäse rühren.

- Pumpernickel und Himbeeren vorsichtig unter die Hüttenkäse-Masse heben und genießen.

Nährwerte:
538 kcal › 50 g KH › 45 g E › 15 g F

Meta-Typ Alpha: Frühstück

Rührei mit Hühnerbrust

Für 1 Portion
ca. 15 Min.

40 g Möhre • 20 g Frühlingszwiebel • 2 Eier (Größe M) • 200 g Magerquark • 100 ml Wasser • Salz • schwarzer Pfeffer • 80 g Hähnchenbrust-Aufschnitt (in Scheiben) • 100 g Banane

- Möhre schälen und klein würfeln, Frühlingszwiebel in feine Ringe schneiden.

- Eier mit Wasser und Quark, Salz und Pfeffer verquirlen. Masse in eine antihaftbeschichtete Pfanne (ohne Fettzugabe) geben und ca. 5 Min. stocken lassen und mit dem Pfannenwender zusammenschieben.

- Möhrenwürfel und Frühlingszwiebeln mit etwas Wasser und Salz 1–3 Min. dünsten.

- Rührei mit Hähnchenbrust, Möhren und Frühlingszwiebeln servieren. Anschließend die Banane genießen.

Nährwerte:
491 kcal › 36 g KH › 58 g E › 11 g F

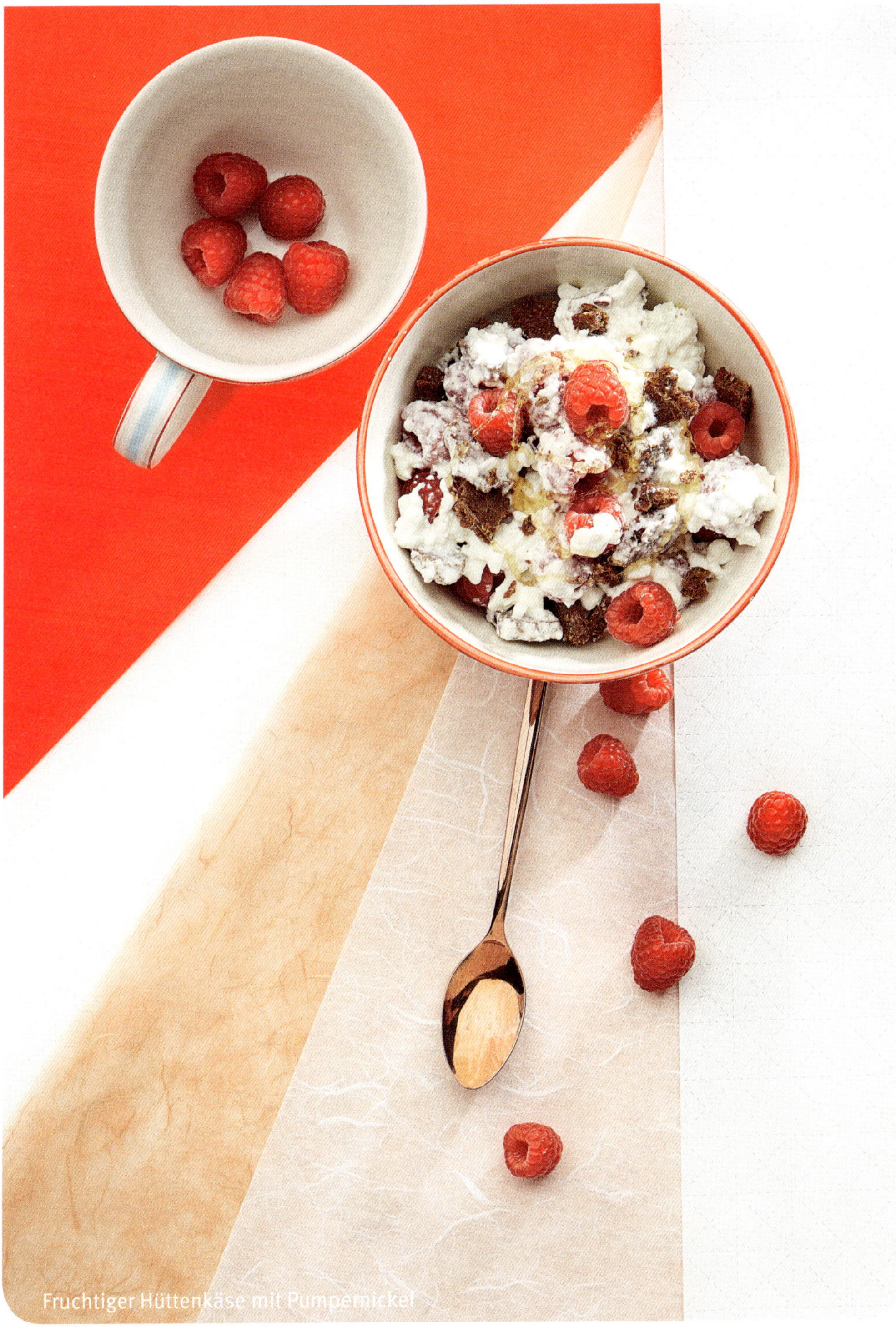
Fruchtiger Hüttenkäse mit Pumpernickel

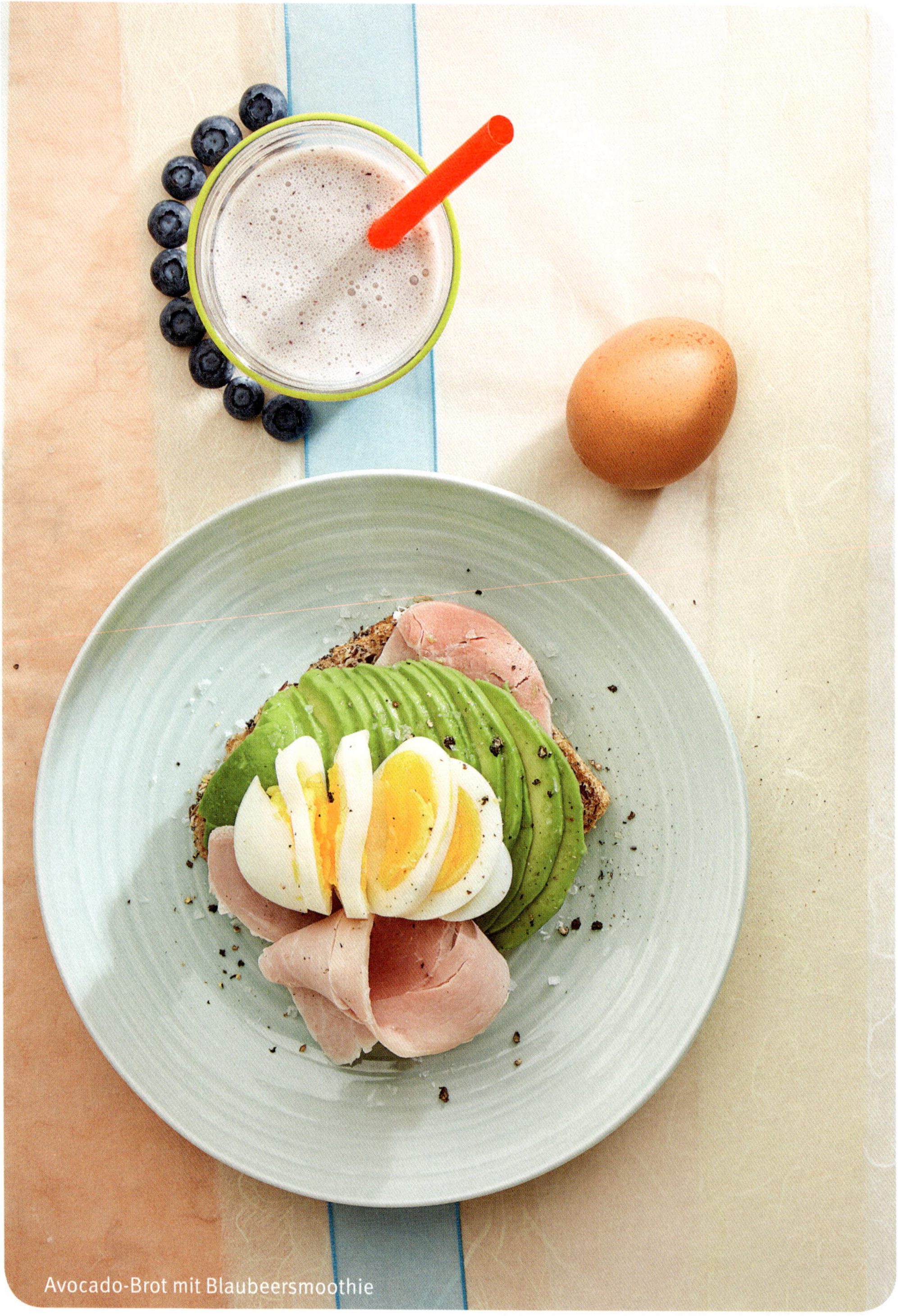
Avocado-Brot mit Blaubeersmoothie

Meta-Typ Beta: Frühstück

Avocado-Brot mit Blaubeersmoothie

Für 1 Portion
ca. 15 Min.

Für das Brot:

50 g Vollkornbrot • 20 g Avocado, geschält und ohne Kern • 60 g gekochter Schinken, in Scheiben • 2 Eier (Größe S), hartgekocht • Salz • schwarzer Pfeffer

Für den Smoothie:

300 ml Buttermilch • 10 g Ahornsirup • 50 g Blaubeeren (frisch oder TK)

- Das Vollkornbrot mit dem Avocadofruchtfleisch belegen oder bestreichen.
- Eier pellen und in Scheiben schneiden. Mit dem Schinken auf das Brot legen und mit Salz und Pfeffer würzen.
- Für den Smoothie alle Zutaten in einen Mixer füllen und cremig pürieren.

Nährwerte:
541 kcal › 53 g KH › 39 g E › 18 g F

Meta-Typ Beta: Frühstück

Chia-Müsli mit Himbeeren

Für 1 Portion
ca. 15 Min.

50 g Haferflocken • 10 g Chiasamen • 10 g Leinsamen • 10 g Ahornsirup • 1 TL Leinöl • 200 g Magerquark • 50 ml Milch (1,5 % Fett) • 100 g Himbeeren (frisch oder TK)

- Alle Zutaten bis auf die Himbeeren in eine Schale füllen und gründlich umrühren.
- Zum Schluss die Himbeeren hinzugeben und genießen.

Nährwerte:
530 kcal › 52 g KH › 41 g E › 16 g F

Meta-Typ Gamma: Frühstück

Gemüse-Tofu-Wrap und Apfelquark

Für 1 Portion
ca. 20 Min.

Für den Wrap:

100 g Räuchertofu • 30 g Möhre • 30 g Tomate • 30 g Salatgurke • 10 g Kopfsalat • 70 g Mais-Tortilla (etwa 1 Fladen) • 10 g Ajvar • Salz • schwarzer Pfeffer

Für den Apfelquark:

250 g Apfel mit Schale • 50 g Magerquark

- Tofu würfeln. Möhre und Gurke schälen. Das gesamte Gemüse in Würfel schneiden. Salat waschen. Tofuwürfel in einer antihaftbeschichteten Pfanne anbraten.

- Tortilla-Fladen mit Ajvar bestreichen. Anschließend mit den restlichen Zutaten belegen, salzen, pfeffern und zu einem Wrap rollen.

- Für den Quark den Apfel waschen und in kleine Würfel schneiden und mit dem Quark in einer Schüssel vermengen. Apfelquark nach dem Wrap genießen.

Nährwerte:
512 kcal › 73 g KH › 24 g E › 12 g F

Meta-Typ Gamma: Frühstück

Mohn-Vanille-Porridge

Für 1 Portion
ca. 15 Min.

50 g Haferflocken • 10 g Mohnsamen • 1 TL Honig • 250 ml Milch (1,5 % Fett) • 50 g Magerquark • 100 g Himbeeren (frisch oder TK) • 100 g Apfel • 2 TL Honig (als Topping)

- Haferflocken, Mohnsamen, Honig und Milch in einen kleinen Topf geben und einmal aufkochen lassen.

- Anschließend bei sehr geringer Hitze 5 Min. eindicken lassen, währenddessen mehrmals umrühren.

- Apfel schälen und in Würfel schneiden. Den Topf vom Herd nehmen und den Quark unterrühren. Porridge in eine Schale füllen und mit Himbeeren, Äpfeln und Honig toppen.

Nährwerte:
524 kcal › 75 g KH › 26 g E › 12 g F

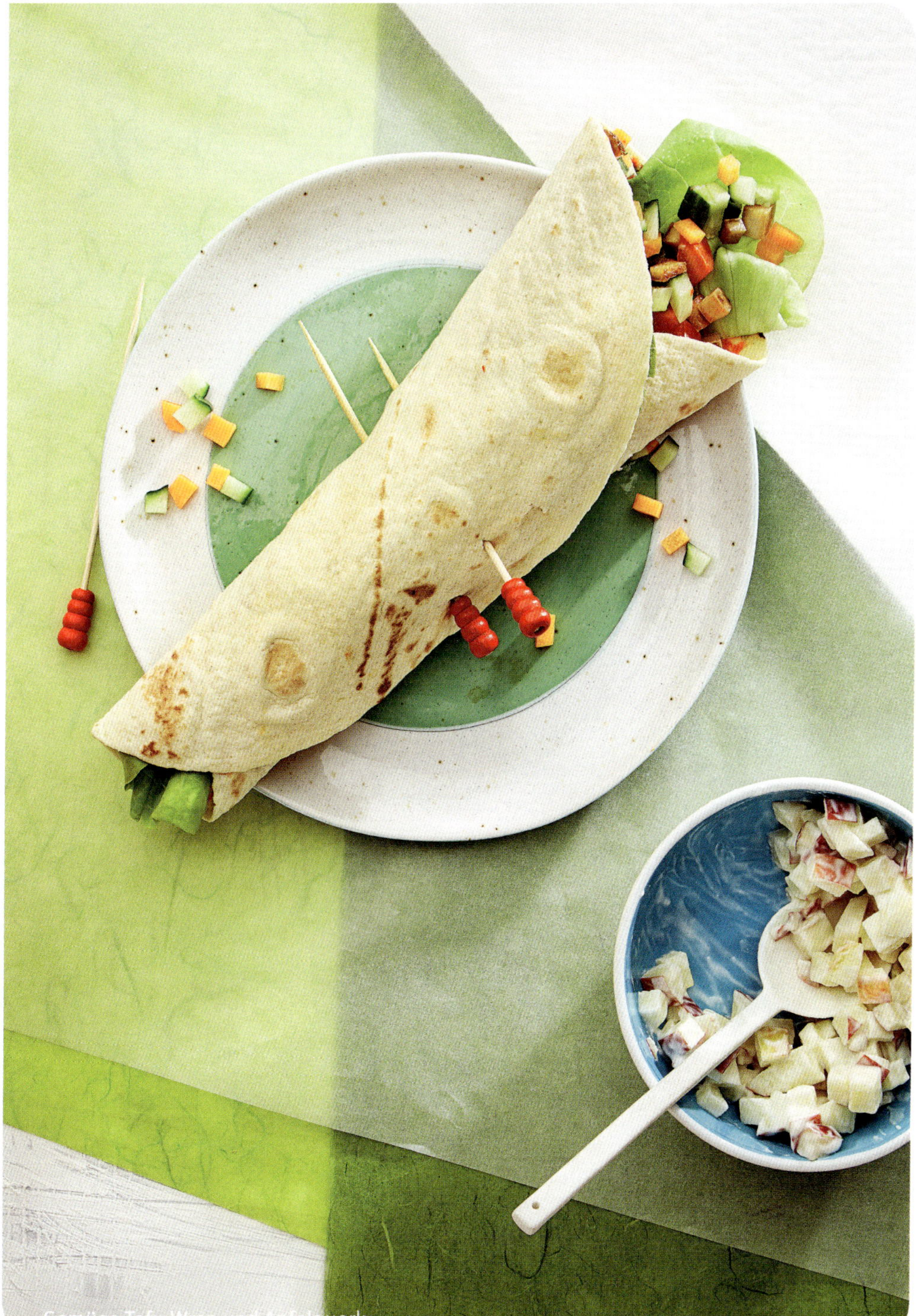

Gemüse-Tofu-Wrap und Apfelquark

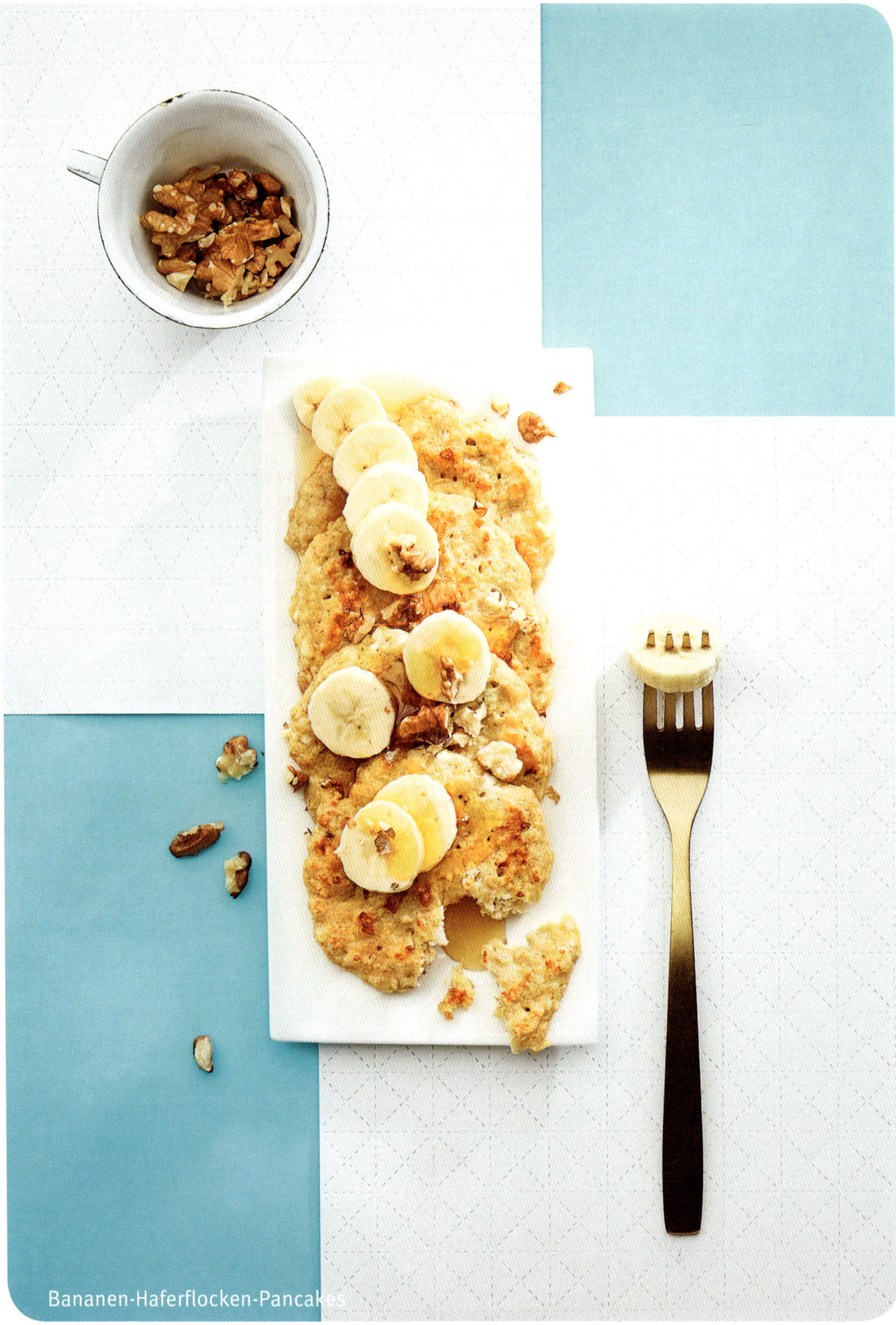

Bananen-Haferflocken-Pancakes

Meta-Typ Delta: Frühstück

Bananen-Haferflocken-Pancakes

Für 1 Portion
ca. 20 Min.

1 Banane • 55 g feine Haferflocken • 50 g Hüttenkäse (körniger Frischkäse) • 1 Ei (Größe S) • ¼ TL Zimt • ½ TL Vanillepulver • 2 TL Ahornsirup • 10 g Walnüsse, gehackt

- Banane zur Hälfte in Scheiben schneiden, andere Hälfte zerdrücken. Haferflocken, Hüttenkäse, Ei, ½ zerdrückte Banane, Zimt und Vanille mit den Schneebesen des Handrührgerätes cremig rühren.

- Aus dem Teig Pancakes in einer beschichteten Pfanne (ohne Fettzugabe) beidseitig bei geringer Hitze goldbraun backen.

- Pancakes auf einen Teller geben und Bananenscheiben, Ahornsirup und Walnüsse darauf verteilen.

Nährwerte:
525 kcal › 67 g KH › 21 g E › 17 g F

Meta-Typ Delta: Frühstück

Schoko-Overnight-Oats mit Früchten

Für 1 Portion
ca. 5 Min. + Ziehzeit über Nacht

60 g feine Haferflocken • 10 g Walnüsse, gehackt • 10 g Zartbitterschokolade, geraspelt, oder Zartbitter-Drops • 250 ml Milch (1,5 % Fett) • 1 Prise Vanillepulver • 50 g Banane • 50 g Erdbeeren

- Die Haferflocken mit den Walnüssen, der Zartbitterschokolade, der Milch und dem Vanillepulver in eine Schale füllen, gut umrühren und abgedeckt über Nacht in den Kühlschrank stellen.

- Morgens Schale herausnehmen und falls gewünscht etwas wärmer werden lassen. Banane und Erdbeeren in Scheiben schneiden. Vor dem Verzehr Müsli umrühren und Bananen- und Erdbeerscheiben hinzugeben.

Nährwerte:
521 kcal › 67 g KH › 20 g E › 18 g F

Mittagessen

Meta-Typ Alpha: Mittagessen

Tofu-Buletten mit Quark-Dip und Buschbohnen

Für 1 Portion

ca. 30 Min. + 1 Std. Kühlzeit

- 100 g schnittfester Tofu
- 1/4 Zwiebel
- 1/4 Möhre
- 1/4 rote Chilischote
- 10 g Emmentaler (30 % Fett i. Tr.)
- 3 Stiele Petersilie
- 1 Ei (Größe S)
- Salz
- schwarzer Pfeffer
- 200 g Magerquark
- 1/2 EL Zitronensaft
- 1/4 Knoblauchzehe
- 1 Stiel Minze
- Cayennepfeffer
- 250 g Buschbohnen
- 250 ml Buttermilch
- 100 g Himbeeren, TK

● Tofu mit einem Küchentuch trocken tupfen und in kleine Würfel schneiden. Tofuwürfel in ein Trockentuch geben und kräftig ausdrücken.

● Die Zwiebel schälen und würfeln. Möhre schälen und grob würfeln. Zusammen mit dem Tofu in einen Standmixer geben und pürieren.

● Chilischote längs halbieren, entkernen, waschen und fein hacken. Emmentaler fein reiben. Petersilie waschen, trocken schütteln, Blätter abzupfen und fein hacken.

● Petersilie, Emmentaler, Chili und das Ei zur Tofumasse geben. Mit Salz und Pfeffer würzen. Nochmals mixen und zugedeckt für 1 Std. in den Kühlschrank stellen.

● Inzwischen den Quark in eine Schüssel geben und Zitronensaft unterrühren. Knoblauch schälen und durch eine Knoblauchpresse in die Schüssel drücken. Minze waschen, Blätter abzupfen, fein hacken und zur Quarkmasse geben. Mit Salz, Pfeffer und Cayennepfeffer abschmecken.

● Buschbohnen waschen und die Enden abschneiden. Wasser in einem großen Topf zum Kochen bringen und die Bohnen im Dämpfeinsatz ca. 10 Minuten lang dämpfen und anschließend kalt abschrecken.

● Aus der Tofumasse mit angefeuchteten Händen 2 flache Buletten formen. Eine beschichtete Pfanne erhitzen. Buletten darin bei mittlerer Hitze von jeder Seite 3–4 Min. goldbraun braten und mit dem Quark-Dip und den Buschbohnen servieren.

● Für den Smoothie die Buttermilch und die TK-Himbeeren in einem Mixer glatt pürieren und als Dessert genießen.

Nährwerte:

525 kcal › 37 g KH › 61 g E › 14 g F

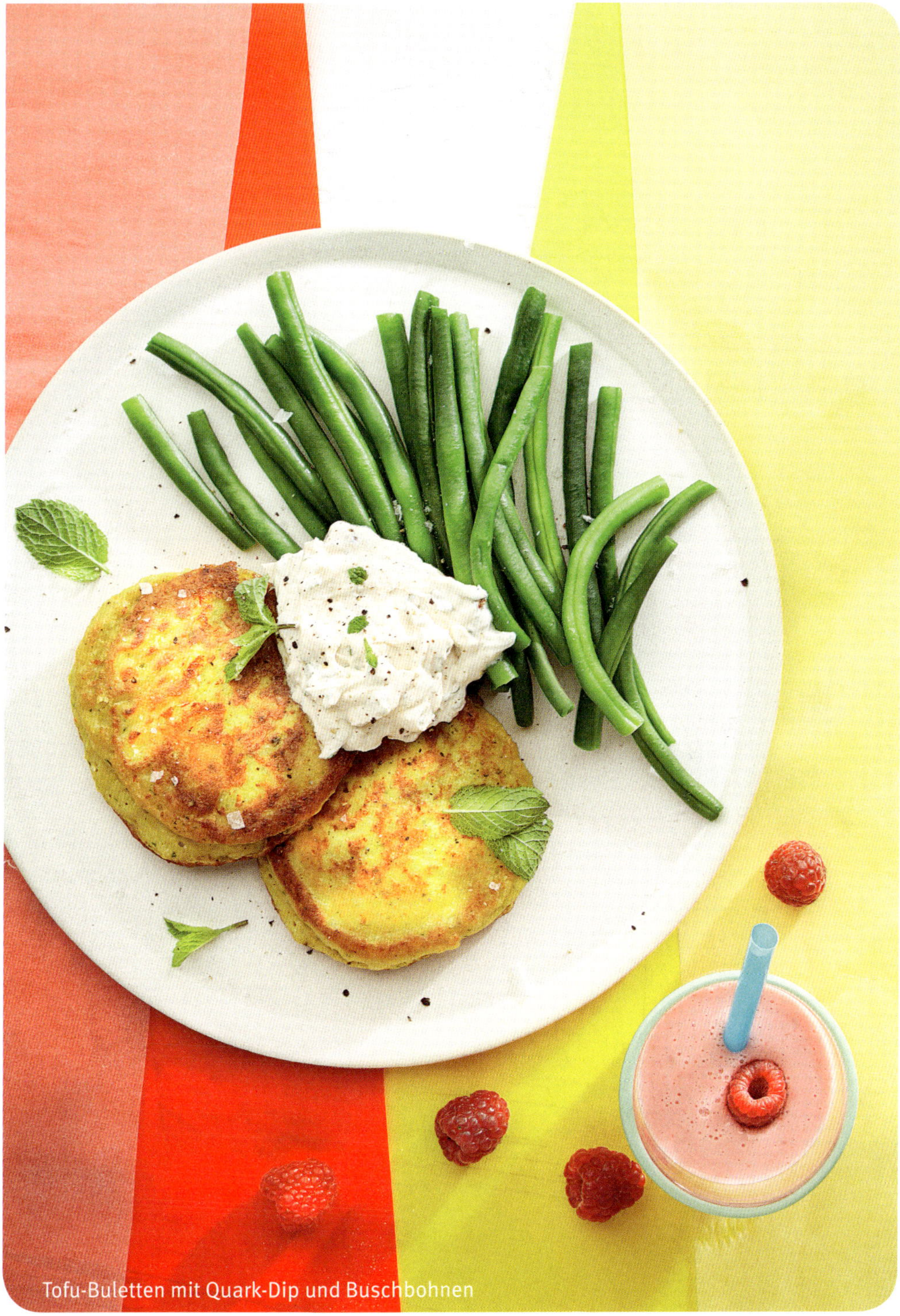

Tofu-Buletten mit Quark-Dip und Buschbohnen

Meta-Typ Alpha: Mittagessen

Knusprige Hüttenkäse-taler mit Hühnchen

Für 1 Portion (3 Taler)
ca. 30 Min.

wenig Öl zum Einpinseln für das Backpapier • ½ Schalotte • 50 g Kirschtomaten • ¼ Bund Schnittlauch • 2 Stiele Petersilie • 1 Zweig Rosmarin • 40 g Dinkelmehl, Typ 630 • 100 g Hüttenkäse (körniger Frischkäse) • Salz • schwarzer Pfeffer • 180 g Hühnerbrust • 200 ml Buttermilch

- Backofen auf 220 °C vorheizen. Backblech mit Backpapier auslegen und dünn mit Pflanzenöl bestreichen. Schalotte und Kirschtomaten fein würfeln. Kräuter fein hacken.

- Körnigen Frischkäse mit Mehl, Schalotten, Kirschtomaten und Kräutern vermengen, mit Salz und Pfeffer würzen.

- Frischkäse-Masse auf dem Backblech zu 3 Talern formen und im Ofen jeweils 7–8 Min. von beiden Seiten backen.

- Hühnerbrust würzen und in einer antihaftbeschichteten Pfanne ohne Fett von jeder Seite ca. 4 Min. braten. Die Taler mit der Hühnerbrust servieren. Die Buttermilch dazu genießen.

Nährwerte:
509 kcal › 37 g KH › 60 g E › 12 g F

Meta-Typ Alpha: Mittagessen

Schmorgurken mit Reis und Kabeljau

Für 1 Portion
ca. 30 Min.

40 g Vollkornreis • 300 g Kabeljau, frisch oder TK • Salz • 30 g Bio-Zitronenscheiben • 5 g Butter • 300 g Salatgurke • 50–100 ml Gemüsebrühe • Salz • TK-Dill • 30 g Feta, in kleine Würfel geschnitten

- Reis nach Packungsanweisung zubereiten. Kabeljau salzen und in einem Topf Wasser zum Kochen bringen. Fisch in den Dampfgareinsatz legen und bei geschlossenem Deckel ca. 8–10 Min. garen.

- In der Zwischenzeit Gurke schälen, längs halbieren, entkernen und in Scheiben schneiden. Im Topf Butter erwärmen, Salatgurke hinzugeben und ca. 5 Min. bei mittlerer Hitze anbraten. Mit Gemüsebrühe ablöschen und mit Salz und TK-Dill abschmecken.

- Zum Schluss den Feta unterrühren und mit Reis, dem Kabeljau und den Zitronenscheiben servieren.

Nährwerte:
529 kcal › 36 g KH › 60 g E › 13 g F

Meta-Typ Beta: Mittagessen

Portobellos mit Gemüse-Käse-Füllung

Für 1 Portion

ca. 1¼ Std.

3 große Portobello-Pilze • 1 TL Olivenöl • 1 kleine Zwiebel • 1 kleine Zucchini • 1 kleine rote Paprika • 1 Tomate • 1 Knoblauchzehe • 1 Handvoll Blattspinat • Oregano • Paprika, edelsüß • Pfeffer • Salz • 3 EL Kichererbsen, gegart • 2 EL geriebenen Parmesan • 50 g geriebenen Mozzarella • 100 g Magerquark • frischer Bärlauch

- Pilzstiele entfernen. Zwiebeln, Knoblauch, Zucchini, Paprika und Tomate fein würfeln. Backblech mit Backpapier belegen. Pilze mit etwas Olivenöl einreiben und mit der Stielseite nach oben auf das Backblech legen. Ofen auf 200°C vorheizen.

- Öl in einer Pfanne erhitzen. Zwiebeln glasig anbraten. Zucchini hinzufügen und garen. Paprika und Tomate mitgaren, dann den Knoblauch hinzufügen und zum Schluss den Spinat dazugeben.

- Gewürze, Kichererbsen und Parmesan unterrühren. Masse in die Pilze füllen und 35–40 Min. im Ofen backen. Mozzarella auf den Pilzen verteilen und weiterbacken, bis der Käse geschmolzen ist. Quark mit Pfeffer, Salz und gehacktem Bärlauch vermengen und zu den Portobellos servieren.

Nährwerte:

511 kcal › 42 g KH › 43 g E › 17 g F

Meta-Typ Beta: Mittagessen

Quinoasalat mit Avocado und Hühnchen

Für 1 Portion

ca. 40 min

40 g Quinoa • ¼ rote Zwiebel • 200 g Hühnerbrust • Paprikapulver • Salz • schwarzer Pfeffer • 80 g Avocado (1 Hälfte ohne Kern und Schale) • 100 g Tomaten • 40 g Mais, aus der Dose, abgetropft • 1 TL Limettensaft • 2 EL Geflügelbrühe, flüssig • ½ EL Aceto Balsamico • 2 EL Petersilie, gehackt • 1 TL Honig

- Quinoa nach Packungsanleitung garen und etwas abkühlen lassen. In der Zwischenzeit Hühnerbrust mit Paprikapulver, Pfeffer und Salz würzen und in einer antihaftbeschichteten Pfanne ohne Fett von jeder Seite ca. 4 Min. braten. Ebenfalls abkühlen lassen. Zwiebel schälen und würfeln.

- Hühnerbrust, Avocado und Tomaten in ½ cm breite Würfel schneiden und mit dem Mais zusammen in eine große Schüssel füllen.

- Für das Dressing die restlichen Zutaten in einer kleinen Schale mit einem Schneebesen glatt rühren. Quinoa und das Dressing zu Fleisch und Gemüse geben und alles gründlich vermischen.

Nährwerte:

561 kcal › 45 g KH › 52 g E › 18 g F

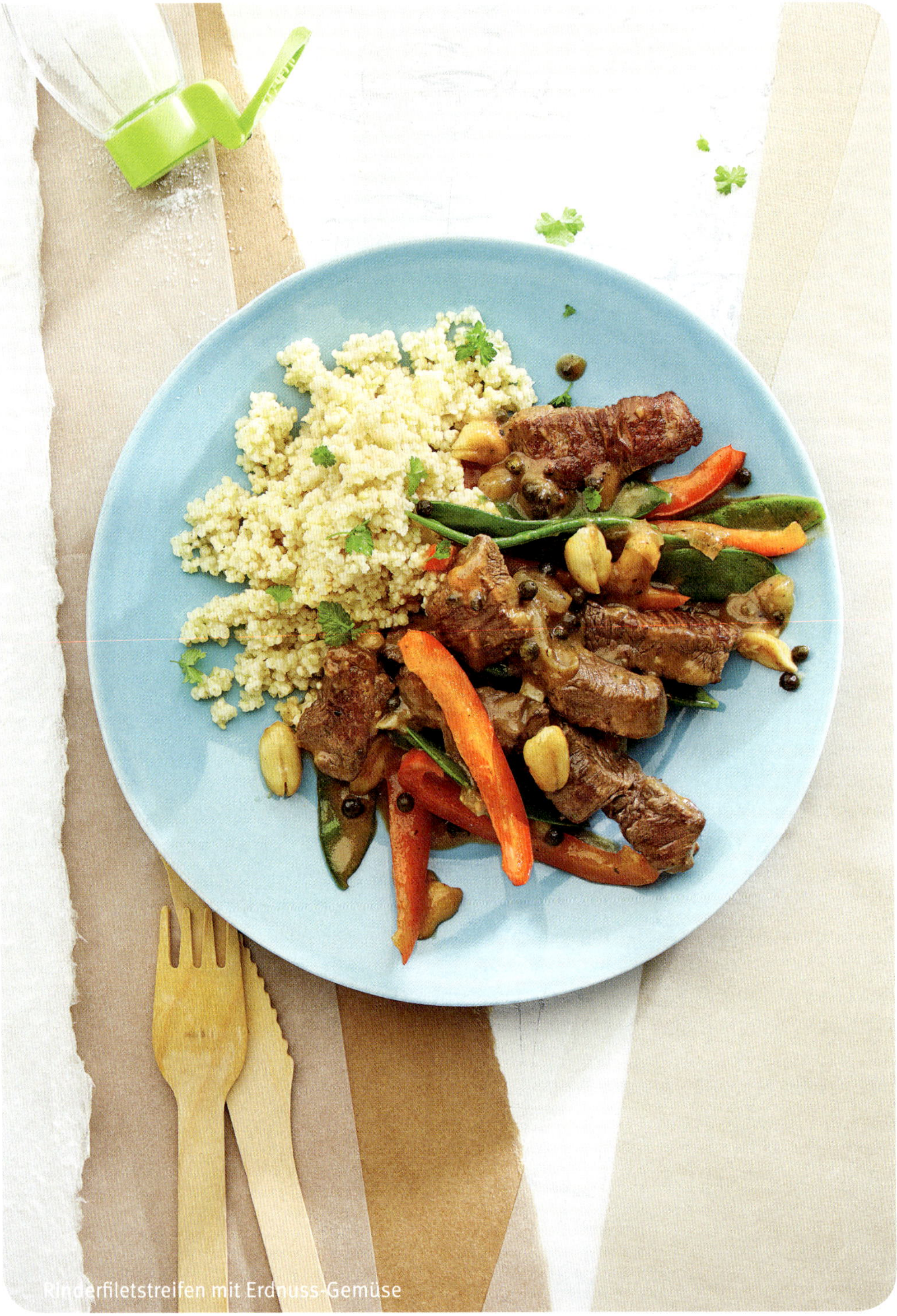
Rinderfiletstreifen mit Erdnuss-Gemüse

Meta-Typ Beta: Mittagessen

Rinderfiletstreifen mit Erdnuss-Gemüse

Für 1 Portion
ca. 40 min

40 g Hirse • 150 g Rinderfilet • 1 Schalotte • 1 Knoblauchzehe • 1 rote Paprikaschote • 1 TL Erdnussöl • 1 Prise Paprikapulver • 1 EL Vollkornmehl • 200 ml Gemüsebrühe • 10 g ungesalzene Erdnüsse • ½ TL frischer grüner Pfeffer • 1 EL Sojasauce • 50 g Zuckerschoten • Salz • schwarzer Pfeffer • Petersilie zum Garnieren

- Hirse nach Packungsanweisung kochen und warm halten.
- Rinderfilet in breite Streifen, Schalotte in Ringe und Knoblauch in kleine Würfel schneiden. Paprika in lange dünne Streifen schneiden.
- Öl in einem Schmortopf erhitzen und das Fleisch darin anbraten, die Schalotte und den Knoblauch hinzufügen und ca. 3 Min. weiterbraten. Mit Paprikapulver und Mehl bestäuben und etwas bräunen lassen.
- Portionsweise Brühe zugießen und unter ständigem Rühren einmal aufkochen lassen. Erdnüsse, grünen Pfeffer und Sojasoße hinzufügen und ca. 20 Min. köcheln lassen.
- Paprika und Zuckerschoten zugeben, nochmals 10 Min. köcheln lassen, mit Salz und Pfeffer abschmecken, mit Petersilie garnieren und mit der Hirse servieren.

Nährwerte:
556 kcal › 49 g KH › 44 g E › 19 g F

Meta-Typ Beta: Mittagessen

Fischcurry mit Reis

Für 1 Portion
ca. 40 Min.

250 g Kabeljau • ½ Limette • 1½ TL braune Senfsamen • Salz • Pfeffer • 75 g Möhren • 50 g Kohlrabi • ¼ Zwiebel • 5 g Ingwer • ¼ Knoblauchzehe • 40 g Vollkornreis • 100 ml Kokosmilch, fettreduziert • ¼ TL rote Currypaste • 100 ml Fischfond • 75 g Brokkoliröschen • 40 g TK-Erbsen • ½ EL Sojasauce

- Fisch würfeln und mit etwas Limettensaft beträufeln. Senfsamen im Mörser grob zerstoßen, mit etwas Salz und Pfeffer mischen und den Fisch damit würzen. Im Kühlschrank ziehen lassen.
- In der Zwischenzeit Möhren und Kohlrabi schälen und klein schneiden. Zwiebel, Ingwer und Knoblauch schälen und fein hacken. Reis zubereiten.
- 2 EL von der Kokosmilch im heißen Wok 2–3 Min. leicht eindicken lassen. Currypaste einrühren und kurz anrösten. Übrige Kokosmilch und Fischfond hinzufügen und zum Kochen bringen. Möhren und Kohlrabi hinzugeben und 3–4 Min köcheln lassen. Brokkoli und Erbsen dazugeben und weitere 4 Min. bissfest garen.
- Fisch zugeben, Hitze reduzieren und 5–10 Min. gar ziehen lassen. Mit Limettensaft und Sojasauce abschmecken und mit Reis servieren.

Nährwerte:
518 kcal › 42 KH › 52 g E › 15 g F

Meta-Typ Gamma: Mittagessen

Sommerliches Kalbsgeschnetzeltes

Für 1 Portion

ca. 35 min

60 g Basmatireis • 1 Msp. Safran • 1 Orange • ½ Apfel • 50 g frische Ananas • 100 g Kalbsschnitzel • ½ EL Mehl • 1 TL Butter (5 g) • Salz • schwarzer Pfeffer • 50 ml Brühe • Currypulver • etwas Chilipulver • 1 EL saure Sahne, 10 %

- Reis nach Packungsanweisung kochen, dem Wasser etwas Safranpulver hinzufügen. Orange schälen und filetieren. Den Saft der Orange auffangen. Apfel schälen, entkernen und in Spalten schneiden, Ananas klein würfeln.

- Kalbfleisch in Streifen schneiden und mit Mehl bestäuben. Butter in einer beschichteten Pfanne erhitzen und das Fleisch darin anbraten, anschließend salzen und pfeffern. Fleisch aus der Pfanne nehmen und beiseite stellen.

- Obst, Orangensaft und die Brühe in die Pfanne geben und 10 Min. zugedeckt bei milder Hitze reduzieren lassen. Saure Sahne zugeben und mit Salz, Pfeffer, Chili und Currypulver abschmecken. Kalbfleisch hinzufügen und nochmals erwärmen. Geschnetzeltes mit dem Safranreis anrichten und servieren.

Nährwerte:

519 kcal › 73 g KH › 28 g E › 12 g F

Meta-Typ Gamma: Mittagessen

Gebratenes Zanderfilet auf Tomatencreme

Für 1 Portion

ca. 40 min

115 g Zanderfilet • Salz • Pfeffer • etwas Limettensaft • 75 g Couscous • 5 g Weizenmehl • 1 TL Olivenöl • 170 g Tomaten • 45 g Schalotte • 1 Knoblauchzehe • 1 Prise Zucker • 85 ml Tomatensaft • 55 ml pflanzlicher Sahneersatz (Cremefine 7 % Fett) • 5 Blätter Basilikum, gehackt

- Zanderfilet salzen, pfeffern und mit Limettensaft beträufeln; 10 Min. marinieren lassen. Couscous nach Packungsangabe garen. Filet leicht bemehlen und in einer beschichteten Pfanne mit Olivenöl knusprig braten, danach warm stellen.

- Tomaten häuten und würfeln. Schalotte und Knoblauch hacken. Alles in der Fischpfanne anbraten. Mit Salz, Pfeffer und Zucker abschmecken und mit dem Tomatensaft ablöschen. Einmal kurz aufkochen lassen und für etwa 2 Min. sämig einkochen.

- Sahneersatz etwas aufschlagen und zum Schluss mit dem gehackten Basilikum unter die Sauce heben. Fisch mit Couscous und Sauce servieren.

Nährwerte:

512 kcal › 73 g KH › 28 g E › 12 g F

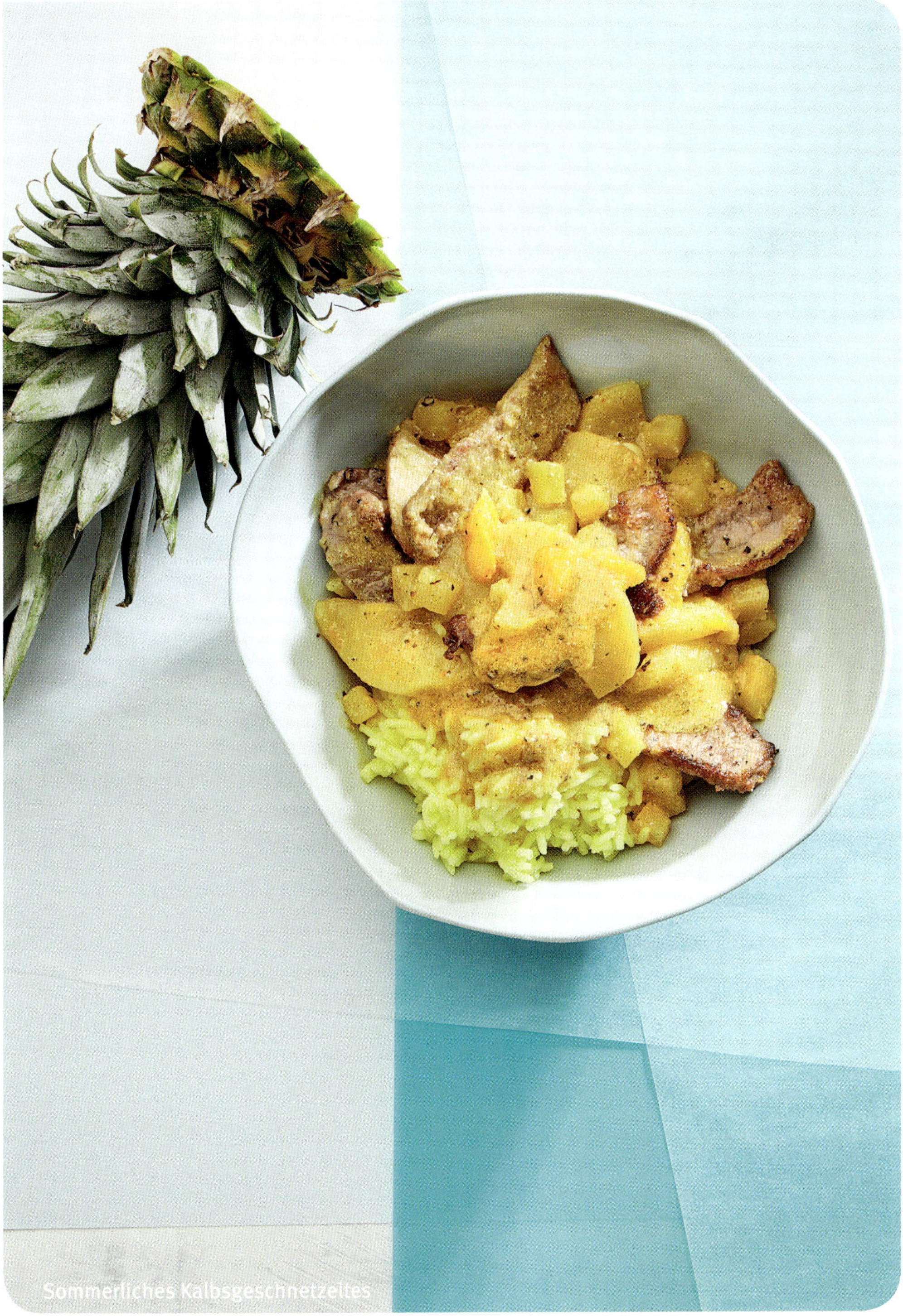

Sommerliches Kalbsgeschnetzeltes

Meta-Typ Gamma: Mittagessen

Asiatischer Nudelsalat

Für 1 Portion

ca. 40 min

50 g Porree • 80 g Vollkorn- oder Dinkelnudeln ohne Ei • 100 g frische Ananas • 1 kleine rote Paprikaschote • 100 g Sojasprossen, Konserve • 2 EL Sojasauce • 1 EL Essig • 2 EL Sweet Chilisoße • 1 EL Rapsöl • Salz • schwarzer Pfeffer

- Porree waschen und in feine Ringe schneiden. In ein Abtropfsieb geben. Die Nudeln bissfest kochen, über dem Porree abgießen und kalt abschrecken.

- Ananas in kleine Würfel schneiden und Paprikaschote in feine Streifen schneiden. Sojasprossen abtropfen lassen und alle Zutaten mit den Nudeln und dem Porree vermischen.

- Aus Sojasauce, Essig, Chilisoße und Öl eine Marinade anrühren und mit dem Salat vermengen. 20 Min. ziehen lassen, dann erst nachsalzen und pfeffern.

Nährwerte:

545 kcal › 82 g KH › 19 g E › 14 g F

Meta-Typ Gamma: Mittagessen

Linsensalat mit Orange und Rotkohl

Für 1 Portion

ca. 35 Min.

80 g Beluga-Linsen oder 160 g braune Linsen aus der Dose • 1 Schalotte • 60 g Rotkohl • 2 Frühlingszwiebeln • 1 Orange • 30 g Zupfsalat • 1 EL Leinöl • 2 EL Balsamico-Essig • Salz • schwarzer Pfeffer • 1 TL Rosinen • gehackte Petersilie oder Minze zum Bestreuen

- Linsen waschen und in ungesalzenem Wasser ca. 20 Min. weich kochen und abgießen. (Alternativ: Linsen aus der Konserve ebenfalls waschen und abtropfen lassen.)

- Schalotte fein würfeln, Rotkohl in dünne Streifen hobeln, Frühlingszwiebeln in feine Ringe schneiden, Orange filetieren, den Saft auffangen, Salatblätter waschen, klein zupfen und trocken schleudern.

- Linsen mit dem Gemüse vermengen, mit Öl, aufgefangenem Orangensaft, Essig, Salz und Pfeffer abschmecken, Rosinen dazugeben und 15 Min. ziehen lassen.

- Salatblätter mit den Orangenfilets auf einem Teller auslegen, den Linsensalat darauf anrichten und mit den Kräutern bestreuen.

Nährwerte:

532 kcal › 78 g KH › 25 g P › 12 g F

Meta-Typ Delta: Mittagessen

Spinat-Polenta-Auflauf

Für 1 Portion
ca. 45 Min.

- 90 g Polenta
- 220 ml Gemüsebrühe
- 15 g Gouda (40 % Fett)
- 75 g Tomaten
- 145 g Blattspinat, frisch
- 35 g Schalotten
- 1 Knoblauchzehe
- 1 TL Olivenöl
- Salz
- schwarzer Pfeffer
- 1 Ei (Größe S)

- Polenta in der Gemüsebrühe zubereiten. Mit der angegebenen Menge Flüssigkeit wird sie etwas dicker. Die Masse auf ein Stück Alufolie geben, zu einer Rolle formen und abkühlen lassen. Backofen auf 220°C vorheizen. Käse reiben.

- Einen kleineren Topf mit ungesalzenem Wasser zum Kochen bringen. Die Tomaten kreuzweise einritzen und etwa 1–2 Min. in dem kochenden Wasser blanchieren lassen. Mit einem Schaumlöffel aus dem Wasser heben, unter Kaltwasser abschrecken, leicht abkühlen lassen, die Haut abziehen und den Stielansatz entfernen. Die Tomaten halbieren, Kerne mit dem Gemüsewasser entfernen und das Tomatenfleisch hacken.

- Spinat waschen, putzen und nicht zu klein schneiden. Die Schalotten und den Knoblauch schälen und fein hacken. Eine Pfanne mit Öl erhitzen. Die Schalotte und den Knoblauch anschwitzen und etwas Farbe annehmen lassen.

- Den Spinat dazugeben und wenn dieser zusammengefallen ist, die gehackten Tomaten hinzufügen und gut 10 Min. köcheln lassen, bis alles eine sämige Konsistenz bekommen hat. Mit Salz und Pfeffer abschmecken.

- Die Masse in die Schüssel geben und etwas abkühlen lassen. In die Mitte mit einem Esslöffel eine Vertiefung drücken, das Ei in die Mulde hineinschlagen und vermengen.

- Die Polentarolle in Scheiben schneiden. Abwechselnd Spinatmasse und Polentascheiben fächerförmig in eine Auflaufform geben.

- Das Ganze mit geriebenem Käse bestreuen und so lange im Ofen backen lassen, bis das Ei gestockt und der Käse goldbraun ist.

Nährwerte:
512 kcal › 69 g KH › 19 g E › 17 g F

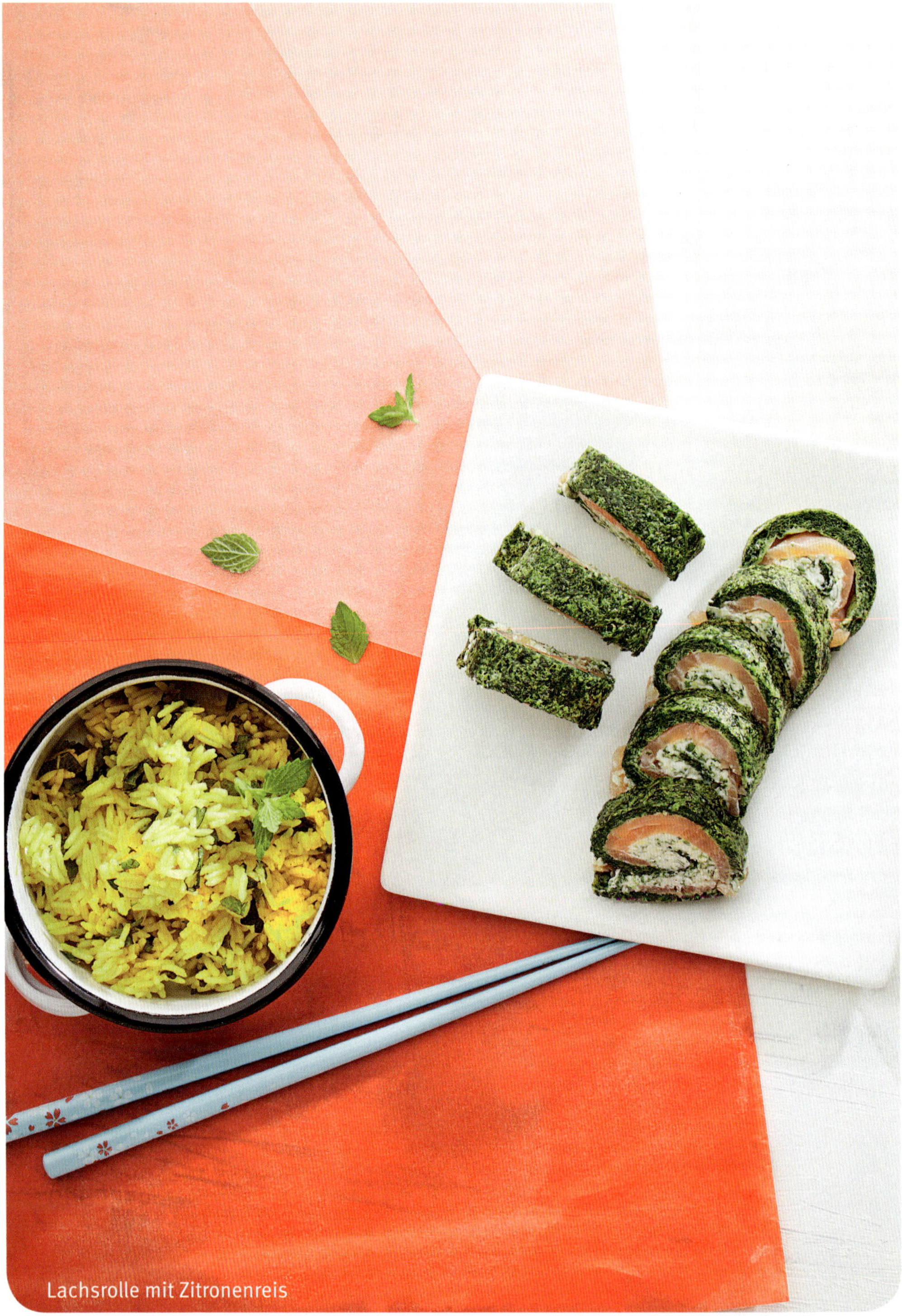
Lachsrolle mit Zitronenreis

Meta-Typ Delta: Mittagessen

Gefüllte Zucchinischiffchen

Für 1 Portion

ca. 45 Min.

1 mittelgroße Zucchini • 1 TL Olivenöl • Salz • schwarzer Pfeffer • 1 Zehe Knoblauch, gehackt • 100 g Tomaten • 1 Schalotte • 25 g Feta, 45 % Fett i.Tr. • 50 g Rinderhackfleisch, fettreduziert • 50 g Goldmais • Majoran • Rosmarin • 80 g Basmati-Reis

- Zucchini halbieren und das Innere großzügig herausschaben. Zucchinihälften in eine leicht gefettete Auflaufform geben, Olivenöl darüberträufeln, mit Salz und Pfeffer würzen, einen Teil des Knoblauchs zu den Zucchinihälften geben.

- Tomaten schälen und würfeln, Schalotte würfeln. Feta zerkrümeln. Restlichen Knoblauch mit Schalotte und Hackfleisch anbraten. Tomaten und Mais dazugeben und ca. 5 Min. mit garen. Mit Salz, Pfeffer und Kräutern würzen. Pfanne vom Herd nehmen und zerbröselten Feta untermischen. Alles in die Zucchinihälften füllen.

- Im Backofen bei ca. 170°C (Ober-/Unterhitze) 20–30 Min. backen. Reis nach Packungsanleitung garen und zu den gefüllten Zucchini servieren.

Nährwerte:

593 kcal › 78 g KH › 9 g E › 17 g F

Meta-Typ Delta: Mittagessen

Lachsrolle mit Zitronenreis

Für 1 Portion

ca. 45 Min. + 1 Std. Kühlzeit

60 g Blattspinat, frisch • 1 Ei • Muskatnuss • Salz • Pfeffer • 1 Handvoll Petersilie • 1 Zitrone, Schalenabrieb • 50 g Frischkäse, 20 % Fett • 45 g Räucherlachs • 85 g Basmatireis • etwas Zitronenmelisse • etwas Kurkuma

- Blattspinat blanchieren und gut abtropfen lassen. Ei trennen. Eigelb unter den Spinat mischen und mit Salz, Pfeffer und Muskatnuss würzen. Alles pürieren. Eiweiß steif schlagen und unterheben. Spinatmasse auf einem mit Backpapier ausgelegtem Backblech zu einem Rechteck verteilen und 10 Min. bei 150°C backen. Abkühlen lassen.

- Petersilie fein hacken, mit der Hälfte der Zitronenschale unter den Frischkäse mischen und auf die Spinatmasse streichen. Lachsscheiben flächendeckend über dem Frischkäse verteilen. Alles vorsichtig aufrollen und etwa 1 Std. im Kühlschrank ruhen lassen.

- Reis garen und mit fein gehackter Zitronenmelisse, restlicher Zitronenschale und Kurkuma vermengen. Lachsrolle in fingerdicke Scheiben schneiden und dazu anrichten.

Nährwerte:

512 kcal › 69 g KH › 19 g E › 16 g F

Abendessen

Meta-Typ Alpha: Abendessen

Italienisches Brot mit Harzer Käse

Für 1 Brot à 12 Scheiben (pro Portion: 1 Scheibe)
ca. 20 Min. + 60 Min. Backzeit

Für das Brot:
6 Eier • 200 g Quark • 100 g Mandelmehl • 60 g Leinsamen (geschrotet) • 1 TL Backpulver • 80 g Softtomaten, getrocknet (klein geschnitten) • 60 g grüne Oliven, entkernt, halbiert • 1 EL Oregano • 1 EL Majoran • 1 EL Rosmarin • 1 EL Basilikum (getrocknet) • 1 TL Salz • 60 g Kürbiskerne

Für den Brotbelag:
10 g rote Zwiebeln • 1 EL heller Essig • 1 Prise Salz • 10 g Senf • 80 g Harzer Rolle

Für das Dessert:
250 g Magerquark • 2 TL Honig • 100 Mango

- Teigzutaten gut miteinander vermengen. In eine mit Backpapier ausgelegte Brotform geben, mit Kürbiskernen bestreuen und für ca. 60 Min. bei 150°C Umluft im Ofen backen.

- Zwiebel in Ringe schneiden, mit Essig und Salz vermengen und ziehen lassen. Quark mit Honig und 100 ml Wasser cremig rühren. Mango würfeln und dazugeben.

- Fertiges Brot in 12 Scheiben schneiden, 1 Scheibe direkt mit dem Brotbelag verzehren. Rest einfrieren.

Nährwerte:
552 kcal › 34 g KH › 68 g E › 15 g F

Meta-Typ Alpha: Abendessen

Bohnen-Salat mit Hähnchenbrust

Für 1 Portion
ca. 20 Min. + 15 Min. Ziehzeit

1 Frühlingszwiebel • 1 TL natives Olivenöl • 2 EL Aceto Balsamico • ½ EL Senf, mit ganzen Körnern • Salz • Pfeffer • 200 g grüne Bohnen • 200 g Hähnchenbrustfilet • 100 g Kirschtomaten • 30 g Käse, 20 % Fett i.Tr., z.B. Edamer

- Frühlingszwiebel sehr fein hacken und mit Olivenöl, Essig, Senf, Pfeffer und Salz vermengen. Stiel und Spitze der Bohnen entfernen, sehr lange Bohnen halbieren, bissfest garen und in eine Salatschüssel geben.

- Hähnchenbrustfilet in einer Pfanne knusprig braten (ohne Fettzusatz), mit Salz und Pfeffer würzen. Nach dem Braten etwas abkühlen lassen und in nicht zu feine Streifen schneiden.

- Käse in ca. 1 cm große Würfel schneiden und die Tomaten halbieren. Zusammen mit den Bohnen und dem Hähnchen vermengen, das Dressing darübergeben und ca. 15 Min. durchziehen lassen. Dazu Vollkornfladenbrot reichen.

Nährwerte:
494 kcal › 52 g KH › 51 g E › 12 F

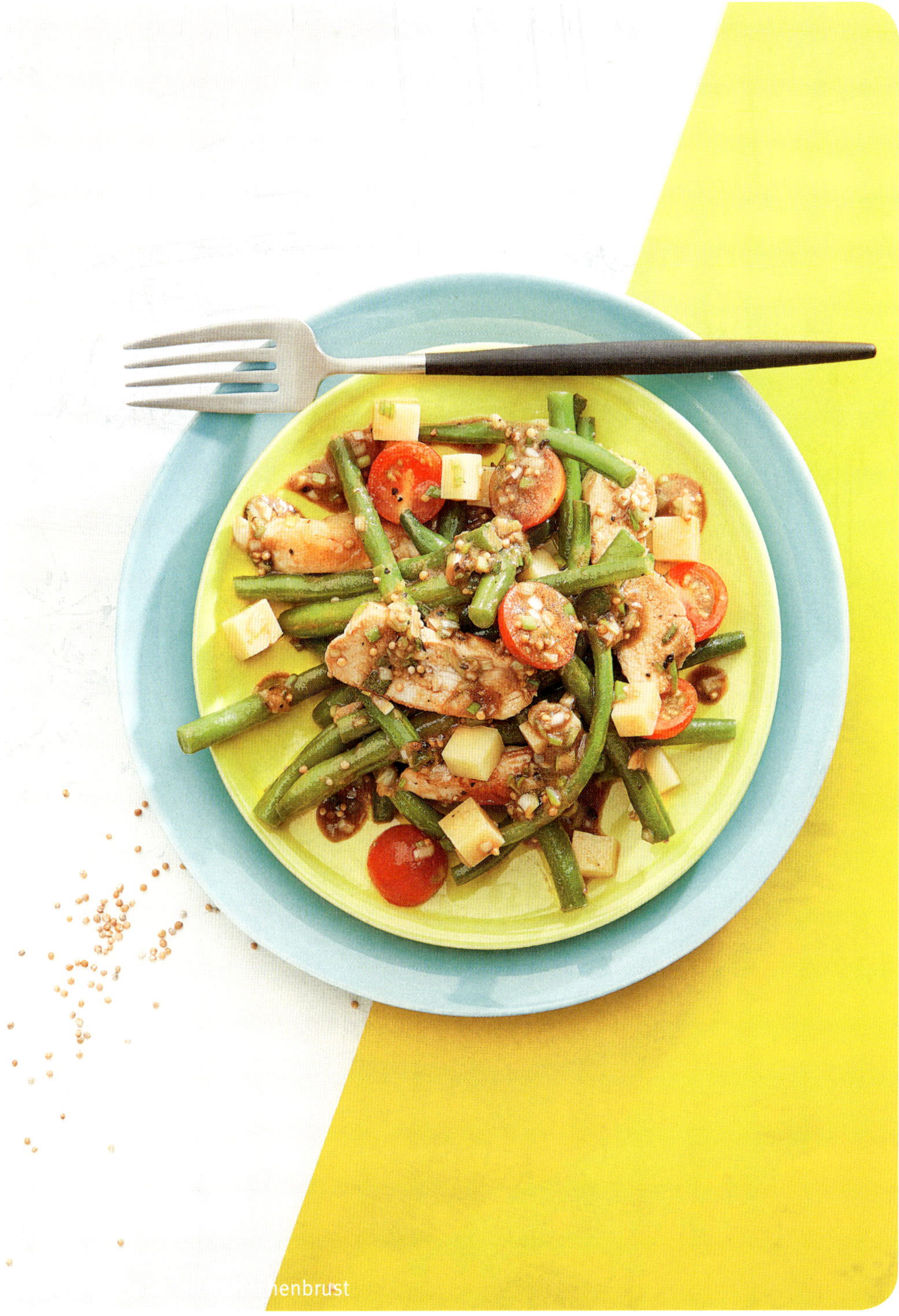
nenbrust

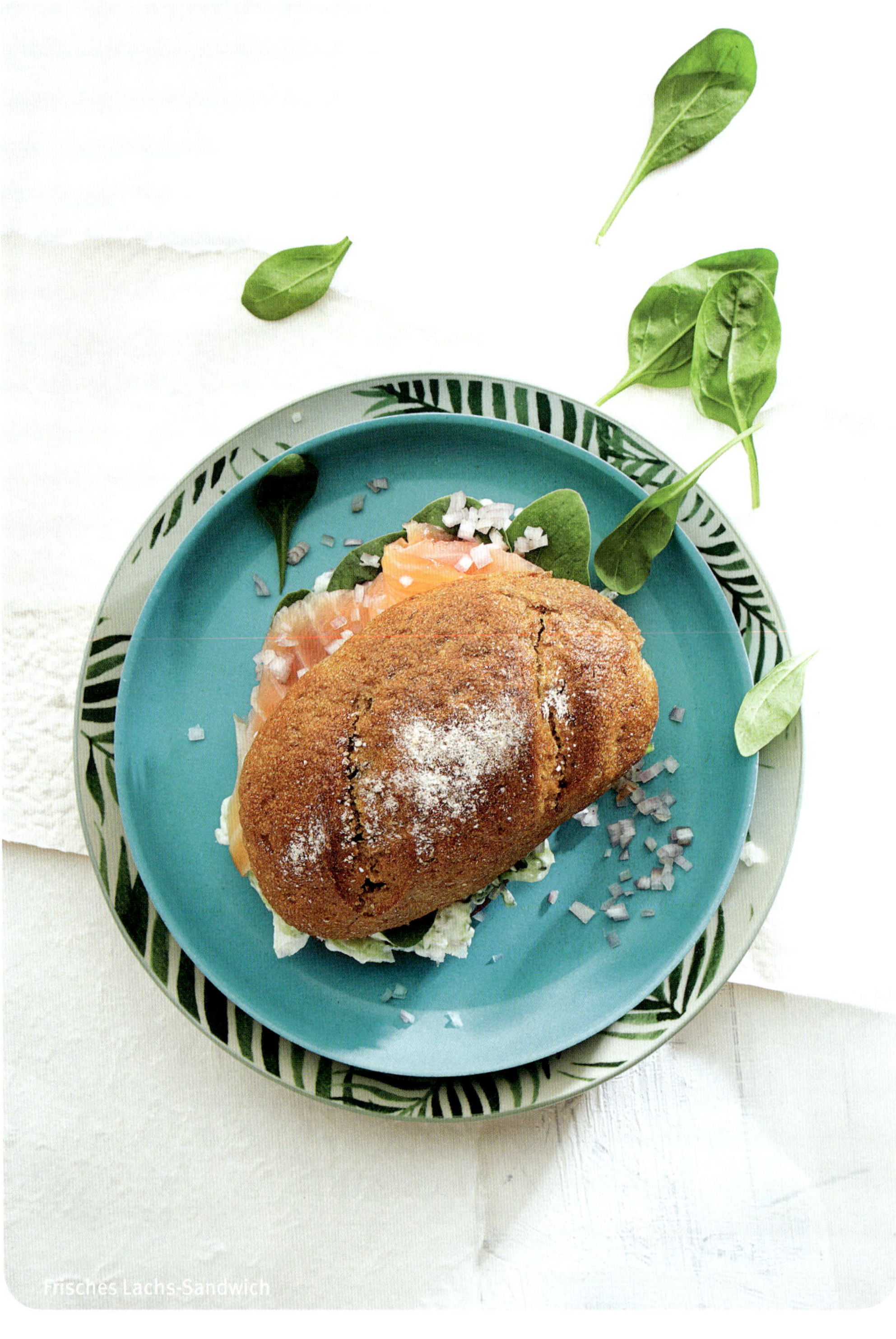
Frisches Lachs-Sandwich

Meta-Typ Beta: Abendessen

Frisches Lachs-Sandwich

Für 1 Portion
ca. 15 Min.

100 g Gurke • etwas Zitronensaft • 60 g Quark 20 % Fett i. Tr. • schwarzer Pfeffer • Salz • 50 g junger Blattspinat • 1 Schalotte • 130 g Räucherlachs • 100 g Vollkornbrötchen

- Gurke abwaschen, eventuell entkernen und fein reiben. (Optional: Um das Gurkenwasser zu entfernen, können die Gurkenraspel in ein sauberes Küchentuch gegeben und kräftig ausgedrückt werden.) Zitronensaft mit Quark, Gurkenraspel, Salz und Pfeffer vermengen.

- Spinat gründlich waschen und gut trocken schleudern. Schalotte schälen und fein hacken. Vollkornbrötchen halbieren und eine Hälfte mit dem Gurkenquark bestreichen.

- Mit Spinat und Räucherlachs belegen. Die gehackte Schalotte darüberstreuen. Die zweite Brötchenhälfte als Deckel darauflegen.

Nährwerte:
490 kcal › 57 g KH › 32 g E › 21 F

Meta-Typ Beta: Abendessen

Zitronenhähnchen mit Mangosalat

Für 1 Portion
ca. 35 Min.

1 Zwiebel • 1 Zitrone • 2 Prisen Zucker • etwas Koriandersaat • 1 Prise Paprikapulver • Salz • 150 g Hähnchenbrustfilet • etwas Bratöl • 5 g Mandeln • 50 g Zupfsalat nach Wahl • 125 g Mango • 1 EL Olivenöl • 1 TL Honig • 1 TL Senf, mittelscharf • 30 g Vollkorn-Baguette

- Backofen auf 200°C vorheizen. Zwiebel in Ringe schneiden. Von der Zitrone 2 Scheiben abschneiden und mit je 1 Prise Zucker bestreuen. Koriandersaat und ¼ TL Salz im Mörser fein zerstoßen. Mit Paprikapulver mischen.

- Hähnchenbrust damit bestreuen und in sehr wenig Öl rundum hellbraun anbraten. Zwiebelringe und Zitronenscheiben 2 Min. mitbraten. Fleisch mit Zwiebeln und Zitronenscheiben im Backofen in 10–12 Min. fertig garen.

- Mandeln grob hacken. Salat zerkleinern. 1½ EL Zitronensaft mit Honig, Senf, Salz und Öl verrühren. Salat untermischen.

- Mango schälen und in Spalten schneiden. Hähnchenbrustfilets in Scheiben schneiden, mit Salat, Mandeln, Zwiebeln, Mango und Zitrone anrichten. Dazu Vollkorn-Baguette reichen.

Nährwerte:
521 kcal › 49 g KH › 42 g E › 16 g F

Meta-Typ Gamma: Abendessen

Vollkornbruschette mit Bohnen-Oliven-Creme

Für 1 Portion
ca. 20 Min.

½ Dose weiße Bohnen (240 g Abtropfgewicht) • 25 g mit Paprika gefüllte Oliven (aus dem Glas, ohne Öl) • 1 EL mediterrane Kräuter • Cayennepfeffer • Knoblauchpulver • 1 EL Zitronensaft • 1 EL Kapern • 6 Basilikumblätter • 125 g Vollkornbaguette • 50 g Cocktailtomaten zur Dekoration

- Bohnen abtropfen lassen und in einen Mixtopf geben. Oliven, Kräuter, Cayennepfeffer, Knoblauchpulver und Zitronensaft zugeben und pürieren.

- Aus dem Mixer nehmen, Kapern unterziehen, 3 Basilikumblättchen klein schneiden und ebenfalls unterheben.

- Baguette in Scheiben schneiden und im Backofen kurz anrösten, mit der Bohnen-Oliven-Creme bestreichen und mit den ganzen Basilikumblättchen und den Tomaten garnieren.

Nährwerte:
436 kcal › 74 g KH › 22 g E › 4 g F

Meta-Typ Gamma: Abendessen

Salat mit Schrimps und Avocadodressing

Für 1 Portion
ca. 15 Min.

215 g grüner Salat • 90 g gegarte Schrimps • 1 Knoblauchzehe • 3 EL Zitronensaft • 1 TL Gemüsebrühe, Pulver • 100 ml Wasser • 95 g Avocado • Salz • Pfeffer • etwas frische Kresse • 135 g Brot

- Salat waschen und trocknen. Salat und Schrimps auf einem Teller anrichten. Knoblauch schälen und fein hacken.

- Gemüsebrühe in warmem Wasser auflösen und etwas abkühlen lassen.

- Knoblauch, Zitronensaft, Brühe und Avocadofruchtfleisch pürieren. Mit Salz und Pfeffer abschmecken und über den Salat geben. Mit Kresse bestreuen und mit Brot servieren.

Nährwerte:
513 kcal › 73 g KH › 28 g E › 11 g F

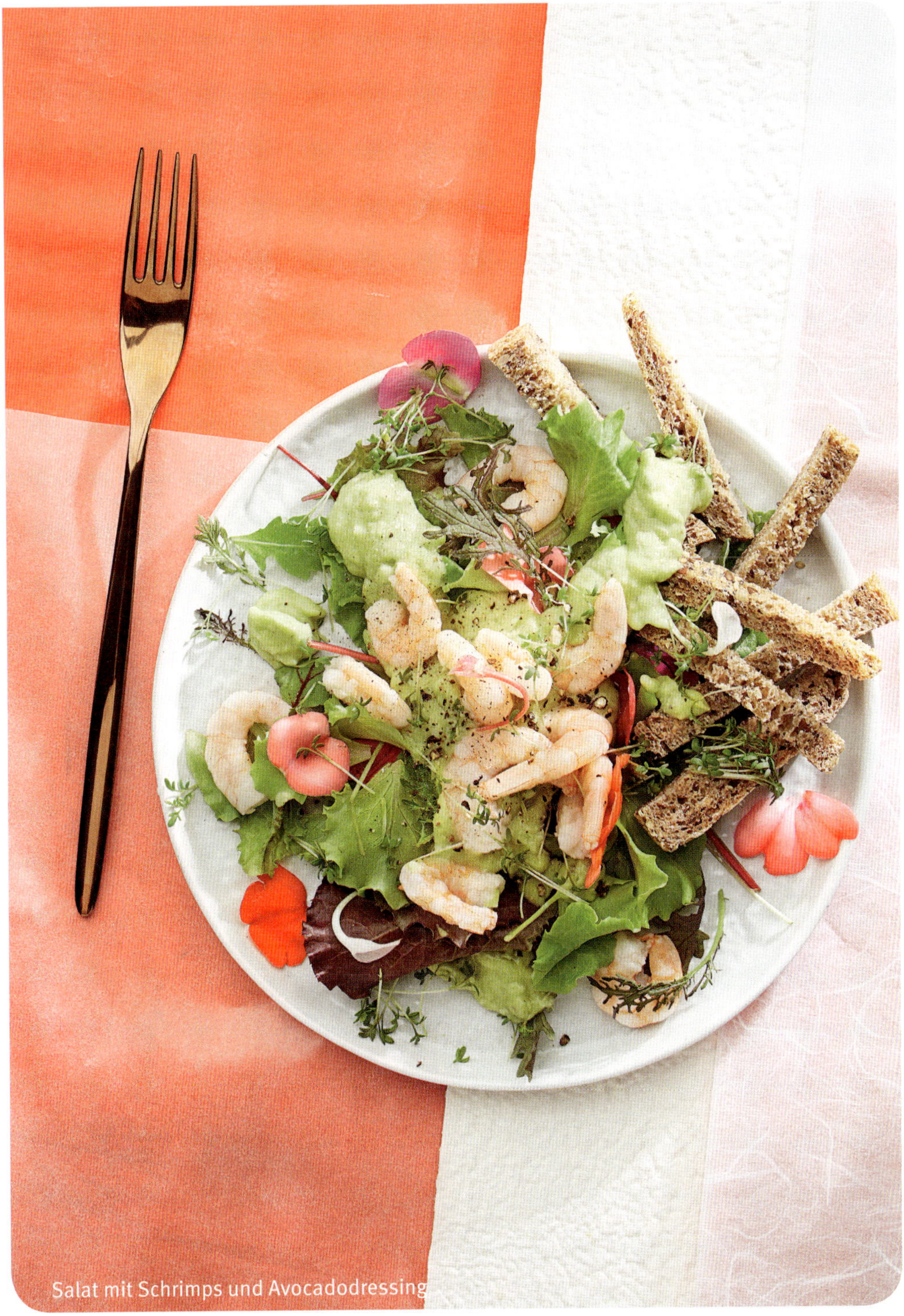

Salat mit Schrimps und Avocadodressing

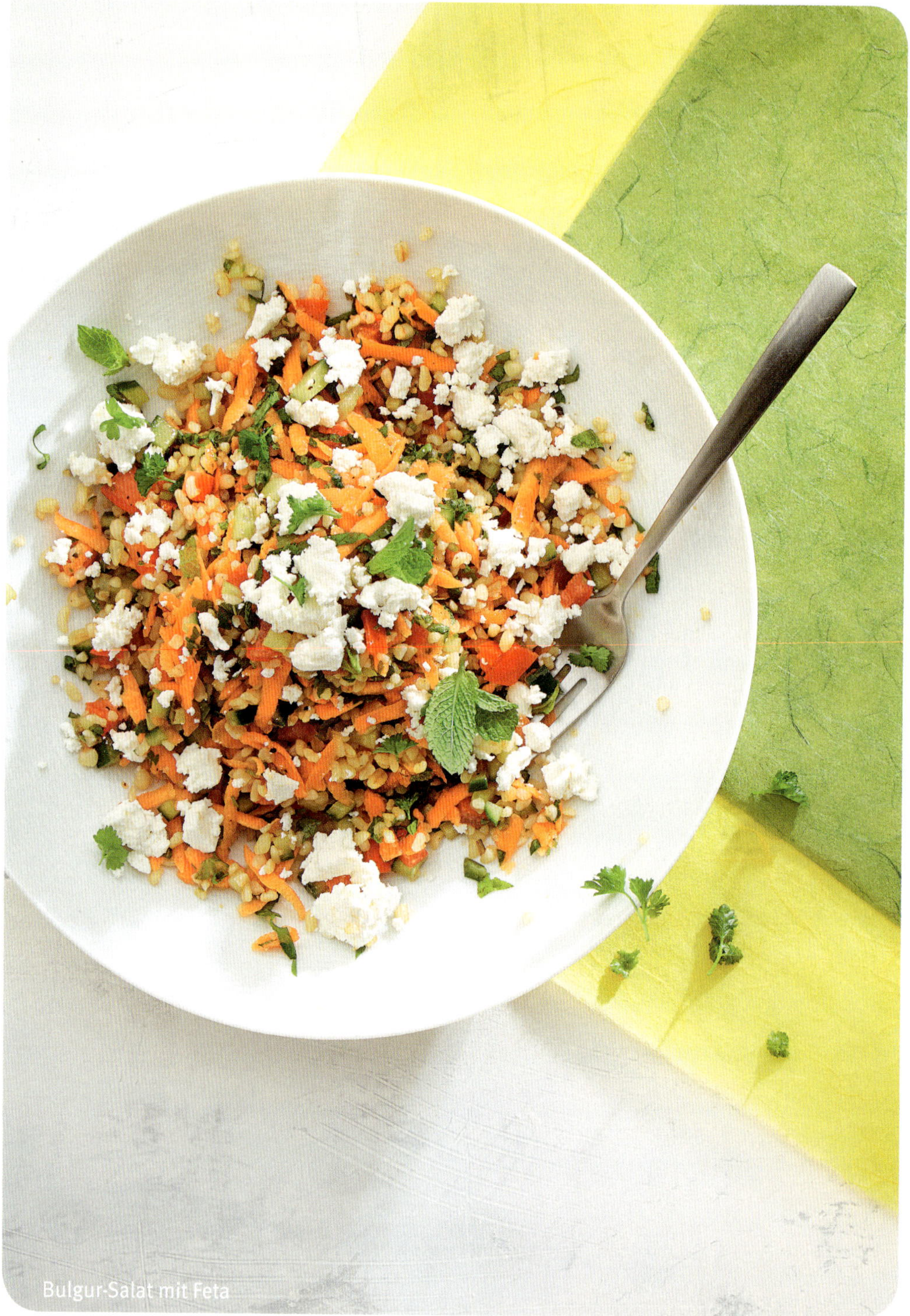
Bulgur-Salat mit Feta

Meta-Typ Delta: Abendessen

Auberginen-Crostini

Für 1 Portion
ca. 30 Min.

150 g Aubergine • 100 g Datteltomaten oder Tomate • 2 Frühlingszwiebeln • 1 TL Olivenöl • ½ TL Tzatzikigewürz • Kräutersalz • 150 g Roggenbrot • 25 g geriebener Käse, 30 % Fett • frische Kräuter (z. B. Basilikum, Majoran und Minze)

- Aubergine in etwa 1 cm dicke Scheiben schneiden, salzen und 15 Min. Wasser ziehen lassen. Anschließend trocken tupfen und in kleine Würfel schneiden.

- Tomaten würfeln und die Frühlingszwiebeln mitsamt dem grünen Anteil in Röllchen schneiden.

- Öl erhitzen, Auberginenwürfel langsam darin angaren, am Ende die Tomaten und die Frühlingszwiebeln zugeben, mit dem Tzatzikigewürz und dem Kräutersalz abschmecken.

- Roggenbrot toasten, die heiße Auberginenmasse darauf verteilen, den Käse darüberstreuen und am Ende die Kräuter darauf verteilen.

Nährwerte:
540 kcal › 79 g KH › 11 g E › 18 g F

Meta-Typ Delta: Abendessen

Bulgur-Salat mit Feta

Für 1 Portion
ca. 30 Min.

70 g Bulgur • 160 ml Gemüsebrühe • 150 g Gurke • 150 g Fleischtomate • 150 g Karotte • 10 g Petersilie • 10 g Minze • 1 EL Balsamicoessig • 20 g Feta • Pfeffer • Salz • 1 Prise Zucker • 1 Prise Kreuzkümmel • 1 EL Olivenöl • optional Muskatnuss

- Bulgur in einem heißen Topf ohne Fett etwa 1 Min. anrösten. Brühe hinzugießen, alles aufkochen und bei schwacher Hitze zugedeckt 15 Min. ausquellen lassen. Abkühlen lassen, dabei mehrmals durchrühren.

- Gurke waschen und würfeln. Tomaten waschen und würfeln, dabei Kerne und Stielansatz entfernen. Karotte schälen und fein raspeln. Petersilien- und Minzblätter fein hacken. Essig in einer Schüssel mit Salz, Pfeffer, Zucker und Kreuzkümmel verrühren. Öl unterschlagen.

- Den abgekühlten Bulgur in einer großen Schüssel mit Gemüse und Kräutern mischen und die Vinaigrette unterrühren. Nochmal mit Salz, Pfeffer und eventuell Muskatnuss abschmecken. Feta darüberkrümeln und Salat servieren.

Nährwerte:
551 kcal › 87 g KH › 11 g E › 19 g F

Literatur

Agren JJ et al. Postprandial responses of individual fatty acids in subjects homozygous for the threonine- or alanine-encoding allele in codon 54 of the intestinal fatty acid binding protein 2 gene. Am. J. Clin. Nutr. 2001; 73, 31–35

Albala C et al. Intestinal FABP2 A54T polymorphism: association with insulin resistance and obesity in women. Obes. Res. 2004; 12, 340–345

Arner P, Hoffstedt J. Adrenoceptor genes in human obesity. J. Intern. Med. 1999; 245, 667–672

Arner P. Genetic variance and lipolysis regulation: implications for obesity. Ann. Med. 2001; 33, 542–546

Baier LJ et al. An amino acid substitution in the human intestinal fatty acid binding protein is associated with increased fatty acid binding, increased fat oxidation, and insulin resistance. J. Clin. Invest 1995; 95, 1281–1287

Barbe P et al. In situ assessment of the role of the beta 1-, beta 2- and beta 3-adrenoceptors in the control of lipolysis and nutritive blood flow in human subcutaneous adipose tissue. Br. J. Pharmacol. 1996; 117, 907–913

Bengtsson K. et al. Beta(2)-adrenergic receptor gene variation and hypertension in subjects with type 2 diabetes. Hypertension 2001; 37, 1303–1308

Berthier MT et al. The interleukin 6–174G/C polymorphism is associated with indices of obesity in men. J. Hum. Genet. 2003; 48, 14–19

Borry P et al. Legislation on direct-to-consumer genetic testing in seven European countries. Eur. J. Hum. Genet. 2012; 20, 715–721

Bougoulia M et al. Plasma interleukin-6 levels, glutathione peroxidase and isoprostane in obese women before and after weight loss. Association with cardiovascular risk factors. Hormones. 2006; 5, 192–199

Bradbury KE et al. Fruit, vegetable, and fiber intake in relation to cancer risk: findings from the European Prospective Investigation into Cancer and Nutrition (EPIC). Am. J. Clin. Nutr. 2014; 100 Suppl. 1, 394S-398S

Cardellini M et al. C-174G polymorphism in the promoter of the interleukin-6 gene is associated with insulin resistance. Diabetes Care 2005; 28, 2007–2012

Cardellini,M. et al. Plasma interleukin-6 levels are increased in subjects with impaired glucose tolerance but not in those with impaired fasting glucose in a cohort of Italian Caucasians. Diabetes Metab Res. Rev. 23, 141–145 (2007).

Carruthers M et al. Are the adverse effects of glitazones linked to induced testosterone deficiency? Cardiovasc. Diabetol. 2998; 7, 30

Castellani LW et al. Studies with apolipoprotein A-II transgenic mice indicate a role for HDLs in adiposity and insulin resistance. Diabetes 2001; 50, 643–651

Castellano M et al. Beta(2)-adrenergic receptor gene polymorphism, age, and cardiovascular phenotypes. Hypertension 2003; 41, 361–367

Chou YC et al. Association of adrenergic receptor gene polymorphisms with adolescent obesity in Taiwan. Pediatr. Int. 2012; 54, 111–116

Cimponeriu D et al. Potential association of obesity with IL6 G-174C polymorphism and TTV infections. Central European Journal of Biology 2013; 8, 625–632

Clement K. et al. Genetic variation in the beta 3-adrenergic receptor and an increased capacity to gain weight in patients with morbid obesity. N. Engl. J. Med. 1995; 333, 352–354

Corbalan MS et al. The risk of obesity and the Trp64Arg polymorphism of the beta(3)-adrenergic receptor: effect modification by age. Ann. Nutr. Metab 2002; 46, 152–158

Corella D et al. APOA2, dietary fat, and body mass index: replication of a gene-diet interaction in 3 independent populations. Arch. Intern. Med. 2009; 169, 1897–1906

Corella D et al. Association between the APOA2 promoter polymorphism and body weight in Mediterranean and Asian populations: replication of a gene-saturated fat interaction. Int. J. Obes. 2011; 35, 666–675

Corella D et al. The -256T>C polymorphism in the apolipoprotein A-II gene promoter is associated with body mass index and food intake in the genetics of lipid lowering drugs and diet network study. Clin. Chem. 2007; 53, 1144–1152

De Luis DA et al. Influence of ALA54THR polymorphism of fatty acid binding protein 2 on lifestyle modification response in obese subjects. Ann. Nutr. Metab. 2006; 50, 354–360

Deeb SS et al. A Pro12Ala substitution in PPARgamma2 associated with decreased receptor activity, lower body mass index and improved insulin sensitivity. Nat. Genet. 1998; 20, 284–287

Delgado-Lista J et al. An apolipoprotein A-II polymorphism (-265T/C, rs5082) regulates postprandial response to a saturated fat overload in healthy men. J. Nutr. 2007; 137, 2024–2028

Desvergne B, Wahli W. Peroxisome proliferator-activated receptors: nuclear control of metabolism. Endocr. Rev. 1999; 20, 649–688

Dina C et al. Variation in FTO contributes to childhood obesity and severe adult obesity. Nat. Genet. 2007; 39, 724–726.

Eder K et al. The major inflammatory mediator interleukin-6 and obesity. Inflamm. Res. 2009; 58, 727–736

Ehrenborg E et al. The Q/E27 polymorphism in the beta2-adrenoceptor gene is associated with increased body weight and dyslipoproteinaemia involving triglyceride-rich lipoproteins. J. Intern. Med. 2000; 247, 651–656

Emorine L et al. The human beta 3-adrenoceptor: the search for a physiological function. Trends Pharmacol. Sci. 1994; 15, 3–7

Enocksson S et al. Demonstration of an in vivo functional beta 3-adrenoceptor in man. J. Clin. Invest 1995; 95, 2239–2245

Finkelstein EA et al. Body mass trajectories through midlife among adults with class I obesity. Surg. Obes. Relat Dis. 2013; 9, 547–553

Flatt JP. Glycogen levels and obesity. Int. J. Obes. Relat. Metab. Disord. 1996; 20 Suppl 2, S1–11

Franks PW et al. Gene-lifestyle interaction on risk of type 2 diabetes. Nutr. Metab Cardiovasc. Dis. 2007; 17, 104–124

Franks PW et al. The Pro12Ala variant at the peroxisome proliferator-activated receptor gamma gene and change in obesity-related traits in the Diabetes Prevention Program. Diabetologia 2007; 50, 2451–2460

Frayling TM et al. A common variant in the FTO gene is associated with body mass index and predisposes to childhood and adult obesity. Science 2007; 316, 889–894

Fredriksson R et al. The obesity gene, FTO, is of ancient origin, up-regulated during food deprivation and expressed in neurons of feeding-related nuclei of the brain. Endocrinology 2008; 149, 2062–2071

Froguel P, Boutin P. Genetics of pathways regulating body weight in the development of obesity in humans. Exp. Biol. Med. 2001; 226, 991–996

Fujisawa T et al. Meta-analysis of the association of Trp64Arg polymorphism of beta 3-adrenergic receptor gene with body mass index. J. Clin. Endocrinol.

Metab 1998; 83, 2441–2444

Galbete C et al. Lifestyle factors modify obesity risk linked to PPARG2 and FTO variants in an elderly population: a cross-sectional analysis in the SUN Project. Genes Nutr. 2013; 8, 61–67

Gallagher D et al. Healthy percentage body fat ranges: an approach for developing guidelines based on body mass index. Am. J. Clin. Nutr. 2000; 72, 694–701

Gößwald A et al. DEGS: Studie zur Gesundheit Erwachsener in Deutschland. Bundesgesundheitsbl 2012; 55, 775–780

Gouda HN et al. The association between the peroxisome proliferator-activated receptor-gamma2 (PPARG2) Pro12Ala gene variant and type 2 diabetes mellitus: a HuGE review and meta-analysis. Am. J. Epidemiol. 2010: 171, 645–655

Goyenechea E et al. Weight regain after slimming induced by an energy-restricted diet depends on interleukin-6 and peroxisome-proliferator-activated-receptor-gamma2 gene polymorphisms. Br. J. Nutr. 2006; 96, 965–972

Green SA et al. A polymorphism of the human beta 2-adrenergic receptor within the fourth transmembrane domain alters ligand binding and functional properties of the receptor. J. Biol. Chem. 1993; 268, 23116–23121

Hamid YH et al. Variations of the interleukin-6 promoter are associated with features of the metabolic syndrome in Caucasian Danes. Diabetologia 2005; 48, 251–260

Hancock AM et al. Adaptations to climate in candidate genes for common metabolic disorders. PLoS. Genet.2008; 4, e32

Harvey SB et al. Obesity and sickness absence: results from the CHAP study. Occup. Med. 2010; 60, 362–368

Haupt A et al. Variation in the FTO gene influences food intake but not energy expenditure. Exp. Clin. Endocrinol. Diabetes 2009; 117, 194–197

Hellstrom L et al. The different effects of a Gln27Glu beta 2-adrenoceptor gene polymorphism on obesity in males and in females. J. Intern. Med. 1999; 245, 253–259

Hosokai H et al. Drinking habits influence the relationship between apolipoprotein AII and body mass index. J. Nutr. Sci. Vitaminol. 1993; 39, 235–242

Huguenin GV, Rosa G. The Ala allele in the PPAR-gamma2 gene is associated with reduced risk of type 2 diabetes mellitus in Caucasians and improved insulin sensitivity in overweight subjects. Br. J. Nutr. 2010; 104, 488–497

Hummel E et al. The complex interaction of causing and resulting factors of overweight/obesity. Increasing the understanding of the problem and deducing requirements for prevention strategies. Ernaehrungs Umschau international 2013; 60, 2–7

Johnston BC et al. Comparison of weight loss among named diet programs in overweight and obese adults: a meta-analysis. JAMA 2014; 312, 923–933

Julve J et al. Human apolipoprotein A-II determines plasma triglycerides by regulating lipoprotein lipase activity and high-density lipoprotein proteome. Arterioscler. Thromb. Vasc. Biol. 2010; 30, 232–238

Kadowaki H et al. A mutation in the beta 3-adrenergic receptor gene is associated with obesity and hyperinsulinemia in Japanese subjects. Biochem. Biophys. Res. Commun. 1995; 215, 555–560

Lafontan M, Berlan M. Fat cell adrenergic receptors and the control of white and brown fat cell function. J. Lipid Res. 1993; 34, 1057–1091

Lange LA et al. Association of adipose tissue deposition and beta-2 adrenergic receptor variants: the IRAS family study. Int. J. Obes. 2005; 29, 449–457

Lara-Castro C et al. Apolipoprotein A-II polymorphism and visceral adiposity in African-American and white women. Obes. Res. 2005; 13, 507–512

Large V et al. Human beta-2 adrenoceptor gene polymorphisms are highly frequent in obesity and associate with altered adipocyte beta-2 adrenoceptor function. J. Clin. Invest. 1997; 100, 3005–3013

Lefevre M et al. Comparison of the acute response to meals enriched with cis- or trans-fatty acids on glucose and lipids in overweight individuals with differing FABP2 genotypes. Metabolism 2005; 54, 1652–1658 (2005).

Levy E et al. The polymorphism at codon 54 of the FABP2 gene increases fat absorption in human intestinal explants. J. Biol. Chem. 2001; 276, 39679–39684

Lindi VI et al. Association of the Pro12Ala polymorphism in the PPAR-gamma2 gene with 3-year incidence of type 2 diabetes and body weight change in the Finnish Diabetes Prevention Study. Diabetes 2002; 51, 2581–2586

Lonnqvist F et al. A pathogenic role of visceral fat beta 3-adrenoceptors in obesity. J. Clin. Invest 1995; 95, 1109–1116

Macho-Azcarate T et al. Gln27Glu polymorphism in the beta2adrenergic receptor gene and lipid metabolism during exercise in obese women. Int. J. Obes. Relat Metab Disord. 2002; 26, 1434–1441

Maid-Kohnert U. Ernährung und Genetik. Ernährungs Umschau 2014; 5, M266-M275

Malhotra A et al. It is time to bust the myth of physical inactivity and obesity: you cannot outrun a bad diet. Br. J. Sports Med. 2015; 49, 967–968

Malik G et al. Serum levels of an isoform of apolipoprotein A-II as a potential marker for prostate cancer. Clin. Cancer Res. 2005; 11, 1073–1085

Marin C et al. The Ala54Thr polymorphism of the fatty acid-binding protein 2 gene is associated with a change in insulin sensitivity after a change in the type of dietary fat. Am. J. Clin. Nutr. 2005; 82, 196–200

Marti A et al. TRP64ARG polymorphism of the beta 3-adrenergic receptor gene and obesity risk: effect modification by a sedentary lifestyle. Diabetes Obes. Metab. 2002; 4, 428–430

Martinez JA et al. Genotype-dependent response to energy-restricted diets in obese subjects: towards personalized nutrition. Asia Pac. J. Clin. Nutr. 2008; 17 Suppl 1, 119–122

Martinez JA et al. Obesity risk is associated with carbohydrate intake in women carrying the Gln27Glu beta2-adrenoceptor polymorphism. J. Nutr. 2003; 133, 2549–2554

Masud S, Ye S. Effect of the peroxisome proliferator activated receptor-gamma gene Pro12Ala variant on body mass index: a meta-analysis. J. Med. Genet. 2003; 40, 773–780

Masugi J et al. Inhibitory effect of a proline-to-alanine substitution at codon 12 of peroxisome proliferator-activated receptor-gamma 2 on thiazolidinedione-induced adipogenesis. Biochem. Biophys. Res. Commun. 200; 268, 178–182

Masuo K et al. Beta2- and beta3-adrenergic receptor polymorphisms are related to the onset of weight gain and blood pressure elevation over 5 years. Circulation 2005; 111, 3429–3434

Masuo K et al. Beta2-adrenoceptor polymorphisms relate to obesity through blunted leptin-mediated sympathetic activation. Am. J. Hypertens. 2006; 19, 1084–1091

Medina G et al. PPARgamma and thiazolidinediones, something more than a treatment for diabetes. Med. Clin. 2000; 115, 392–397

Meirhaeghe A et al. Beta2-adrenoceptor gene polymorphism, body weight, and physical activity. Lancet 1999; 353, 896

Meirhaeghe A et al. The effect of the Gly16Arg polymorphism of the beta(2)-adrenergic receptor gene on plasma free fatty acid levels is modulated by physical activity. J. Clin. Endocrinol. Metab. 2001; 86, 5881–5887

Memisoglu A et al. Interaction between a peroxisome proliferator-activated receptor gamma gene polymorphism and dietary fat intake in relation to body mass. Hum. Mol. Genet. 2003; 12, 2923–2929

Mitchell BD et al. A paired sibling analysis of the beta-3 adrenergic receptor and obesity in Mexican Americans. J. Clin. Invest. 1998; 101, 584–587

Mitchell BD et al. Evidence for linkage of postchallenge insulin levels with intestinal fatty acid-binding protein (FABP2) in Mexican-Americans. Diabetes 1995; 44, 1046–1053

Mitchell JA et al. FTO genotype and the weight loss benefits of moderate intensity exercise. Obesity 2010; 18, 641–643

Mohamed-Ali V et al. Subcutaneous adipose tissue releases interleukin-6, but not tumor necrosis factor-alpha, in vivo. J. Clin. Endocrinol. Metab. 1997; 82, 4196–4200

Moore GE et al. Obesity gene variant and elite endurance performance. Metabolism 2001; 50, 1391–1392

Mori Y et al. The Gln27Glu beta2-adrenergic receptor variant is associated with obesity due to subcutaneous fat accumulation in Japanese men. Biochem. Biophys. Res. Commun. 1999; 258, 138–140

Nakamura M et al. Association between Beta 3-adrenergic receptor polymorphism and a lower reduction in the ratio of visceral fat to subcutaneous fat area during weight loss in Japanese obese women. Nutr. Res. 2000; 20, 25–34

National Research Council (US) Committee on Diet and Health. Diet and Health: Implications for Reducing Chronic Disease Risk. 1989

Nelson MD et al. Genetic Phenotypes Predict Weight Loss Success: The Right Diet Does Matter. Biomedical Essays 2010

Nicklas BJ et al. Genetic variation in the peroxisome proliferator-activated receptor-gamma2 gene (Pro12Ala) affects metabolic responses to weight loss and subsequent weight regain. Diabetes 2001; 50, 2172–2176

Ochner CN et al. Biological mechanisms that promote weight regain following weight loss in obese humans. Physiol. Behav. 2013; 120, 106–113

Ochner CN et al. Treating obesity seriously: when recommendations for lifestyle change confront biological adaptations. Lancet Diabetes Endocrinol. 2015; 3, 232–234

Oezueak O et al. Überprüfung der Effektivität und Nachhaltigkeit einer Gewichtsreduktion auf Basis der genetischen Stoffwechselanalyse MetaChec. medical fitness and healthcare 2016; 16(2), 62–69

Oizumi T et al. Genotype Arg/Arg, but not Trp/Arg, of the Trp64Arg polymorphism of the beta(3)-adrenergic receptor is associated with type 2 diabetes and obesity in a large Japanese sample. Diabetes Care 2001; 24, 1579–1583

Pacanowski MA et al. Adrenergic gene polymorphisms and cardiovascular risk in the NHLBI-sponsored Women's Ischemia Syndrome Evaluation. J. Transl. Med. 2008; 6, 11

Pereira AC et al. Beta2 adrenoceptor functional gene variants, obesity, and blood pressure level interactions in the general population. Hypertension 2003; 42, 685–692

Perusse L et al. The human obesity gene map: the 2004 update. Obes. Res. 2005; 13, 381–490

Pratley RE et al. Effects of an Ala54Thr polymorphism in the intestinal fatty acid-binding protein on responses to dietary fat in humans. J. Lipid Res. 2000; 41, 2002–2008

Qi L et al. Interleukin-6 genetic variability and adiposity: associations in two prospective cohorts and systematic review in 26,944 individuals. J. Clin. Endocrinol. Metab 2007; 92, 3618–3625

Rankinen T et al. FTO genotype is associated with exercise training-induced changes in body composition. Obesity 2010; 18, 322–326

Rankinen T et al. The human obesity gene map: the 2005 update. Obesity 2006; 14, 529–644

Rexrode KM et al. Relationship of total and abdominal adiposity with CRP and IL 6 in women. Ann. Epidemiol. 2003; 13, 674–682

Robitaille J et al. The PPAR-gamma P12A polymorphism modulates the relationship between dietary fat intake and components of the metabolic syndrome: results from the Quebec Family Study. Clin. Genet. 2003; 63, 109–116

Roosen J et al. Consumer demand for personalized nutrition and functional food. Int. J. Vitam. Nutr. Res. 2008; 78, 269–274

Rosado EL et al. Effect of diet and PPAR-gamma2- and beta2-adrenergic receptor genes on energy metabolism and body composition in obese women. Nutr. Hosp. 2006; 21, 317–331

Rosado EL et al. Polymorphism in the PPARgamma2- and beta2-adrenergic genes and diet lipid effects on body composition, energy expenditure and eating behavior of obese women. Appetite 2007; 49, 635–643

Sakane N et al. Effects of Trp64Arg mutation in the beta 3-adrenergic receptor gene on weight loss, body fat distribution, glycemic control, and insulin resistance in obese type 2 diabetic patients. Diabetes Care 1997; 20, 1887–1890

Sanghera DK et al. PPARG and ADIPOQ gene polymorphisms increase type 2 diabetes mellitus risk in Asian Indian Sikhs: Pro12Ala still remains as the strongest predictor. Metabolism 2010; 59, 492–501

Santiago C et al. Trp64Arg polymorphism in ADRB3 gene is associated with elite endurance performance. Br. J. Sports Med. 2011; 45, 147–149

Schiffelers SL et al. Beta(1)- and beta(2)-Adrenoceptor-mediated thermogenesis and lipid utilization in obese and lean men. J. Clin. Endocrinol. Metab 2001; 86, 2191–2199

Schwarzfuchs D et al. Four-year follow-up after two-year dietary interventions. N. Engl. J. Med. 2012; 367, 1373–1374

Shai I et al. Weight loss with a low-carbohydrate, Mediterranean, or low-fat diet. N. Engl. J. Med. 2008; 359, 229–241

Shiwaku K et al. Difficulty in losing weight by behavioral intervention for women with Trp64Arg polymorphism of the beta3-adrenergic receptor gene. Int. J. Obes. Relat Metab Disord. 2003; 27, 1028–1036.

Sipilainen R et al. Polymorphism of the beta3-adrenergic receptor gene affects basal metabolic rate in obese Finns. Diabetes 1997; 46, 77–80

Smith CE et al. Apolipoprotein A-II polymorphism: relationships to behavioural and hormonal mediators of obesity. Int. J. Obes. 2012; 36, 130–136

Spiegelman B et al. Regulation of energy balance by PPARg and its coactivators. 8th International Congress on Obesity. Progress in obesity research. 1999; 8 Chapter 5, 39–46

Stephens JW et al. A common functional variant in the interleukin-6 gene is associated with increased body mass index in subjects with type 2 diabetes mellitus. Mol. Genet. Metab 2004; 82, 180–186

Strazzullo P et al. Relationship of the Trp64Arg polymorphism of the beta3-adrenoceptor gene to central adiposity and high blood pressure: interaction with age. Cross-sectional and longitudinal findings of the Olivetti Prospective Heart Study. J. Hypertens. 2001; 19, 399–406

Strosberg AD. Structure, function, and regulation of the three beta-adrenergic receptors. Obes. Res. 1995; 3 Suppl 4, 501S-505S

Stryjeck C, Mutch DM. Fatty acid-gene interactions, adipokines and obesity. Eur. J. Clin. Nutr. 2011; 65, 285–297

Su AI et al. A gene atlas of the mouse and human protein-encoding transcriptomes. Proc. Natl. Acad. Sci. 2004; 101, 6062–6067

Takakura Y et al. Thr54 allele of the FABP2 gene affects resting metabolic rate and visceral obesity. Diabetes Res. Clin. Pract. 2005; 67, 36–42

Tamori Y et al. Role of peroxisome proliferator-activated receptor-gamma in maintenance of the characteristics of mature 3T3-L1 adipocytes. Diabetes 2002; 51, 2045–2055

Tchernof A et al. Impaired capacity to lose visceral adipose tissue during weight reduction in obese postmenopausal women with the Trp64Arg beta3-adrenoceptor gene variant. Diabetes 2000; 49, 1709–1713

Timmermann B et al. Beta-2 adrenoceptor genetic variation is associated with genetic predisposition to essential hypertension: The Bergen Blood Pressure Study. Kidney Int. 1998; 53, 1455–1460

Timpson NJ et al. The fat mass- and obesity-associated locus and dietary intake in children. Am. J. Clin. Nutr. 2008; 88, 971–978

Tontonoz P et al. Stimulation of adipogenesis in fibroblasts by PPAR gamma 2, a lipid-activated transcription factor. Cell 1994; 79, 1147–1156

Umekawa T et al. Trp64Arg mutation of beta3-adrenoceptor gene deteriorates lipolysis induced by beta3-adrenoceptor agonist in human omental adipocytes. Diabetes 1999; 48, 117–120

United Nations (2013). World Population Prospects: The 2012 Revision

Valve R et al. Two polymorphisms in the peroxisome proliferator-activated receptor-gamma gene are associated with severe overweight among obese women. J. Clin. Endocrinol. Metab 1999; 84, 3708–3712

van Rossum CT et al. Genetic factors as predictors of weight gain in young adult Dutch men and women. Int. J. Obes. Relat. Metab. Disord. 2002; 26, 517–528

Van't Hooft FM et al. Human evidence that the apolipoprotein A-II gene is implicated in visceral fat accumulation and metabolism of triglyceride-rich lipoproteins. Circulation 2001; 104, 1223–1228

Vimaleswaran KS et al. Thr54 allele carriers of the Ala54Thr variant of FABP2 gene have associations with metabolic syndrome and hypertriglyceridemia in urban South Indians. Metabolism 2006; 55, 1222–1226

Vozarova B et al. Circulating interleukin-6 in relation to adiposity, insulin action, and insulin secretion. Obes. Res. 2001; 9, 414–417

Waaler HT. Height, weight and mortality. The Norwegian experience. Acta Med. Scand. 19984; Suppl 679, 1–56

Wahlen K et al. The common rs9939609 gene variant of the fat mass- and obesity-associated gene FTO is related to fat cell lipolysis. J. Lipid Res. 2008; 49, 607–611

Walston J et al. Time of onset of non-insulin-dependent diabetes mellitus and genetic variation in the beta 3-adrenergic-receptor gene. N. Engl. J. Med. 1995; 333, 343–347

Wardle J et al. Obesity associated genetic variation in FTO is associated with diminished satiety. J. Clin. Endocrinol. Metab. 2008; 93, 3640–3643

Weiss EP et al. Endurance training-induced changes in the insulin response to oral glucose are associated with the peroxisome proliferator-activated receptor-gamma2 Pro12Ala genotype in men but not in women. Metabolism 2005; 54, 97–102

Weiss EP et al. FABP2 Ala54Thr genotype is associated with glucoregulatory function and lipid oxidation after a high-fat meal in sedentary nondiabetic men and women. Am. J. Clin. Nutr. 2007; 85, 102–108

Wernstedt I et al. A common polymorphism in the interleukin-6 gene promoter is associated with overweight. Int. J. Obes. Relat. Metab. Disord. 2004; 28, 1272–1279

Weyrich LS et al. Neanderthal behaviour, diet, and disease inferred from ancient DNA in dental calculus. Nature 2017; 544, 357–361

Widen E et al. Association of a polymorphism in the beta 3-adrenergic-receptor gene with features of the insulin resistance syndrome in Finns. N. Engl. J. Med. 1995; 333, 348–351

Wolfram G. Stellungnahme: n-3-Fettsäuren sind präventiv wirksam! Ernährungs-Umschau 2006; 53, 174–175

Xu HE et al. Molecular recognition of fatty acids by peroxisome proliferator-activated receptors. Mol. Cell 1999; 3, 397–403

Yamada K et al. Polymorphism in the 5'-leader cistron of the beta2-adrenergic receptor gene associated with obesity and type 2 diabetes. J. Clin. Endocrinol. Metab. 1999; 84, 1754–1757

Yoshida T et al. Mutation of beta 3-adrenergic-receptor gene and response to treatment of obesity. Lancet 1995; 346, 1433–1434

Yoshida T, Sakane N. Association between beta3-adrenoreceptor polymorphism with obesity and diabetes in Japan. Intern. Med. 1999; 38, 207–209

Zaagsma J, Nahorski SR. Is the adipocyte beta-adrenoceptor a prototype for the recently cloned atypical ‚beta 3-adrenoceptor'? Trends Pharmacol. Sci. 1990; 11, 3–7

Zeevi D et al. Personalized Nutrition by Prediction of Glycemic Responses. Cell 2015; 163, 1079–1094

Zhang J et al. Selective disruption of PPARgamma 2 impairs the development of adipose tissue and insulin sensitivity. Proc. Natl. Acad. Sci. 2004; 101, 10703–10708

Liebe Leserin, lieber Leser,

hat Ihnen dieses Buch weitergeholfen? Für Anregungen, Kritik, aber auch für Lob sind wir offen. So können wir in Zukunft noch besser auf Ihre Wünsche eingehen. Schreiben Sie uns, denn Ihre Meinung zählt!

Ihr TRIAS Verlag

E-Mail-Leserservice
kundenservice@trias-verlag.de

Lektorat TRIAS Verlag
Postfach 30 05 04
70445 Stuttgart
Fax: 0711 89 31-748

Register

Bibliografische Information der Deutschen Nationalbibliothek
Die Deutsche Nationalbibliothek verzeichnet diese Publikation in der Deutschen Nationalbibliografie; detaillierte bibliografische Daten sind im Internet über http://dnb.d-nb.de abrufbar.

Programmplanung: Uta Spieldiener
Redaktion: Anne Bleick, Stuttgart
Bildredaktion: Christoph Frick, Nadja Giesbrecht
Umschlaggestaltung und Innen-Layout:
CYCLUS Visuelle Kommunikation, Stuttgart

Bildnachweis
Umschlagfoto:
Fotos im Innenteil:
Die abgebildeten Personen haben in keiner Weise etwas mit der Krankheit zu tun.
Umschlagfoto: Getty Images
Fotos im Innenteil:
fotolia: S. 6, 75, 83, 91, 99
Holger Münch, Stuttgart: S. 4/5, 8, 34, 54, 102
iStock: S. 13
Shutterstock: S. 29, 65, 67
Meike Bergmann, Berlin: alle Rezeptfotos
Foodstyling: Caroline Franke

1. Auflage 2018

Rüdigerstraße 14, 70469 Stuttgart

Printed in Germany

Satz und Repro: Reemers Publishing Services GmbH, Krefeld
gesetzt in Adobe Indesign CC 2017
Druck: Westermann Druck Zwickau GmbH, Zwickau

Gedruckt auf chlorfrei gebleichtem Papier

ISBN 978-3-432-10542-0

Auch erhältlich als E-Book:
eISBN (ePub) 978-3-432-10544-4

1 2 3 4 5 6

Wichtiger Hinweis: Wie jede Wissenschaft ist die Medizin ständigen Entwicklungen unterworfen. Forschung und klinische Erfahrung erweitern unsere Erkenntnisse. Ganz besonders gilt das für die Behandlung und die medikamentöse Therapie. Bei allen in diesem Werk erwähnten Dosierungen oder Applikationen, bei Rezepten und Übungsanleitungen, bei Empfehlungen und Tipps dürfen Sie darauf vertrauen: Autoren, Herausgeber und Verlag haben große Sorgfalt darauf verwandt, dass diese Angaben dem Wissensstand bei Fertigstellung des Werkes entsprechen. Rezepte werden gekocht und ausprobiert. Übungen und Übungsreihen haben sich in der Praxis erfolgreich bewährt.

Eine Garantie kann jedoch nicht übernommen werden. Eine Haftung des Autors, des Verlags oder seiner Beauftragten für Personen-, Sach- oder Vermögensschäden ist ausgeschlossen.

Geschützte Warennamen (Warenzeichen) werden nicht besonders kenntlich gemacht. Aus dem Fehlen eines solchen Hinweises kann also nicht geschlossen werden, dass es sich um einen freien Warennamen handelt.